"現場"が伝える

言語聴覚士の生活期リハビリテーション

[編 集]
森田 秋子・中橋 聖一

[編集協力]
伊藤 梓・村瀬 文康
村瀬 友一

医歯薬出版株式会社

編　集

森田秋子（医療法人珪山会 鵜飼リハビリテーション病院 リハビリテーション部）
中橋聖一（医療法人桂名会 訪問看護ステーションリハピネス）

編集協力 (五十音順)

伊藤　梓（医療法人珪山会 鵜飼リハビリテーション病院 リハビリテーション部）
村瀬文康（株式会社ジェネラス 訪問看護ステーションほたるみどり）
村瀬友一（医療法人財団善常会 善常会リハビリテーション病院 リハビリテーション部）

執　筆 (五十音順)

芦田　彩（株式会社ツクイ サービス管理部 サービス品質課）
伊藤　梓（医療法人珪山会 鵜飼リハビリテーション病院 リハビリテーション部）
大島規世子（医療法人珪山会 鵜飼病院 リハビリテーション部）
飼沼慎平（医療法人珪山会 大門訪問看護ステーション リハビリテーション部）
小林瑞穂（医療法人珪山会 鵜飼リハビリテーション病院 リハビリテーション部）
中橋聖一（医療法人桂名会 訪問看護ステーションリハピネス）
橋本　愛（ことのは）
村瀬文康（株式会社ジェネラス 訪問看護ステーションほたるみどり）
村瀬友一（医療法人財団善常会 善常会リハビリテーション病院 リハビリテーション部）
森田秋子（医療法人珪山会 鵜飼リハビリテーション病院 リハビリテーション部）
山本　徹（医療法人社団永生会 リハビリ統括管理部）

This book was originally published in Japanese
under the title of：
GEMBA GA TSUTAERU
GENGOCHOUKAKUSHI NO SEIKATSUKIRIHABIRITĒSHON
(A guide to Life stages rehabilitation for
Speech-Language-Hearing Therapist)

Editors：
MORITA, Akiko
　Speech-Language-Hearing Therapist, Ukai Rehabilitation
　hospital
NAKAHASHI, Seiichi
　Speech-Language-Hearing Therapist, Medical
　Corporation Keimei-Kai Visiting Nurse Station
　Rehappiness

© 2018 1st ed.

ISHIYAKU PUBLISHERS, INC.
　7-10, Honkomagome 1 chome, Bunkyo-ku,
　Tokyo 113-8612, Japan

はじめに

　時代は確実に少子高齢社会へと進みつつあり，医療から介護への流れを促進し，地域で障害者や高齢者が最後まで安心して暮らせる仕組みを作ることが，わが国の最重要課題の1つとなりました．それに伴い，生活期で働く言語聴覚士（以下，ST）の数はゆるやかながら増加し，求められるものの形も少しずつ見え始めてきました．しかし，私たちSTが「生活期で何をできるのか」は，まだ明確に示せていないのではないかと感じています．

　本書は，生活期でSTは何をすべきかを考えるために，たくさんの事例を提示することに重きを置きました．提示する情報・内容の詳しさによって，便宜上「事例」「小事例」としていますが，事例に優劣はなく，それぞれの事例について，「どう評価し，何をしたのか」を伝えることを第一義に考えました．生活期のアプローチの対象は「機能」ではなく「活動・参加」であることが強調され，やれることは拡がりましたが，「何をすることが最も良いのか」を適切に選択することは，ますます難しくなっているともいえます．STによって異なっている現状もあります．私たちSTは，本人や家族にとって"意味のあること"をしなければならないし，「生きていて良かった」と思ってもらえるような支援を目指さなければならないと思います．その力をもったSTが1人でも育ってほしいと思います．

　もう1つ伝えたいこととして，STの「専門性」があります．事例を通じて，「なぜそのアプローチが良かったのか」「（良くなかったとすれば）どこが足りなかったのか」について，考えることを心がけました．「何となくうまくいった」と通り過ぎてしまえば，自己のスキルを向上させ腕を磨いていくことはできません．事例の全体像と細部の評価が的確に行えて初めて，目標やアプローチが見えてきます．幅広い柔軟な思考が必要な生活期であるからこそ，専門性が求められています．本書を手に取っていただき，生活期におけるSTの専門性について改めて考える小さなきっかけにしていただければ，こんなに嬉しいことはありません．

　さて，私のST人生もだいぶ終わりに近づいてきましたが，これまでかかわってきた方々との交流のうえに本書を完成させることができたことは，大変幸せでした．励ましや助言をくださった多くの方々に対し，心から感謝申し上げます．東京の執筆陣の山本　徹さん，芦田　彩さん，橋本　愛さんは，長年にわたる友人であり，生活期STリハの同志でもあります．より多様な生活期におけるSTの活動を伝えられるようにお力をお貸しいただき，本当にありがとうございました．

　本書執筆の核となるのは，医療法人珪山会，あるいは愛知県言語聴覚士会に所属する名古屋メンバーです．構想から完成までおよそ2年．初期にはわくわくするような議論に花を咲かせ，

いざ世に放つ段には用いる言葉1つひとつにも悩み抜き,全員で生みの苦しみを味わいました.経験豊かな"野武士"のようなメンバーと,個々の症例を掘り下げながら交わした熱いディスカッションの時間は,大変貴重な充実した時間となりました.深い専門性の一方の広い包括性,あるいは人生の質や生き方を含む生活期STリハについて考え通した,実りの多い日々でした.みんな,心よりありがとう!

2018年6月

医療法人珪山会 鵜飼リハビリテーション病院
リハビリテーション部長
森田 秋子

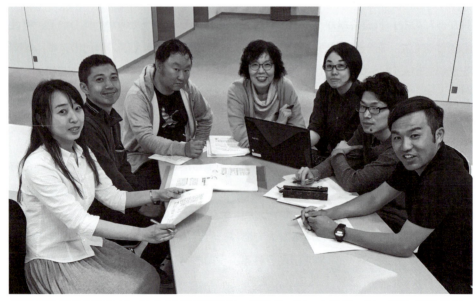

本書執筆の核・名古屋メンバー(左から大島 規世子さん,村瀬 友一さん,中橋 聖一さん,森田,伊藤 梓さん,飼沼 慎平さん,村瀬 文康さん)

もくじ

はじめに　　森田 秋子 …………… iii

第1章 どうなっていく？ 生活期ST

1. 社会情勢とST　　森田 秋子 …………… 2
2. 生活期とST　　森田 秋子 …………… 6
3. 生活期リハにおける疾病・病期モデル　　森田 秋子 …………… 9
4. 生活期リハにおける家族の重要性　　森田 秋子 …………… 14

第2章 どうやって考える？ 生活期ST

1. 生活期STの進め方
   ― 情報収集から，目標設定，リハプログラム立案まで ―　　森田 秋子 …………… 18
2. 目標設定の具体例
   ― "真のニーズ" に沿って目標を再設定したことで
   　生活の拡大を図れた事例 ―　　村瀬 文康 …………… 23

第3章 どんな形がある？ 生活期ST

1. 通所ST　　村瀬 友一 …………… 28
2. 通所STの活用
   ― 退院直後に機能回復と生活援助を行った事例 ―　　芦田　彩 …………… 35
3. 訪問ST　　中橋 聖一 …………… 40
4. 通所STと訪問STの併用
   ― 通所のみの利用から，自宅生活での能力拡大・
   　活動性向上のため訪問も併用した事例 ―　　大島 規世子 …………… 46

第4章 すべての利用者の認知機能の評価

1. 生活期における認知機能のとらえ方　　森田 秋子 …………… 52
2. 認知機能評価の重要性
   ― 認知機能の変化に合わせて本人・家族に対応したことで，
   　本人の生活拡大につながった事例 ―　　伊藤　梓 …………… 57

第5章 これからの生活期失語リハ

1. 失語症に対する生活期ST　　森田 秋子 …………… 64
2. 失語症に対する通所STでの介入例
   ― 発症早期にリハに拒否的だった人の回復を支えた事例 ―　　森田 秋子 …………… 67
3. 失語症に対する訪問STでの介入例①
   ― 描画の活用により伝達能力・意欲の拡大を
   　図った重度失語症事例 ―　　飼沼 慎平 …………… 71

4. 失語症に対する訪問STでの介入例②
   ― 発症9年後に初めて言語リハを行った事例 ―　　　伊藤　梓 …………… 76
5. 失語症者の心理とSTの果たすべき役割　　　村瀬 文康 …………… 81

第6章 これからの生活期摂食嚥下リハ

1. 摂食嚥下障害に対する生活期ST　　　森田 秋子 …………… 88
2. 摂食嚥下障害患者に対するリスク管理　　　中橋 聖一 …………… 91
3. 摂食嚥下障害患者に対する栄養手段の選択　　　村瀬 文康 …………… 97
4. 摂食嚥下障害に対する通所STでの介入例
   ― 退院直後から機能回復と生活を支えた事例 ―　　　芦田　彩 …………… 102
5. 摂食嚥下障害に対する訪問STでの介入例
   ― 経管栄養のまま自宅退院した患者に対し，
   経口摂取再開を支援した事例 ―　　　伊藤　梓 …………… 108
6. コミュニケーション場面としての摂食嚥下リハ
   ― 重度の意識障害を伴う進行性疾患患者と
   家族を支援した事例 ―　　　山本　徹 …………… 111

第7章 これからの生活期STの拡がり①

1. 進行性疾患に対する生活期ST
   ― 誤嚥リスクを見極めつつ経口摂取期間の長期化を
   目指した事例 ―　　　村瀬 友一 …………… 118
2. 生活期における復職支援　　　中橋 聖一 …………… 123
3. 生活期における介護予防
   ― 軽度認知機能低下（MCI）の進行を予防して
   生活の安定化を図った事例 ―　　　村瀬 文康 …………… 130

第8章 これからの生活期STの拡がり②

1. 小児に対する訪問ST　　　橋本　愛 …………… 136
2. 小児に対する訪問STでの介入例
   ― 親を支援し，連携して，コミュニケーションの
   拡大と学習を進めた事例 ―　　　橋本　愛 …………… 143

第9章 今後に向けて

1. 変わろう！ 回復期！！
   ― 退院後に回復の継続が見込まれた摂食嚥下障害事例 ―　　　森田 秋子・小林 瑞穂　150
2. 地域に出よう！ 地域と連携しよう！！　　　山本　徹 …………… 157

あとがき　　　中橋 聖一 …………… 161

第1章

どうなっていく？生活期ST

1-1 社会情勢とST

21世紀に入り，日本社会の構造的変化は加速しています．かつて経験したことのない少子高齢社会が訪れ，これから先，医療・介護・福祉体制を維持できるのかどうかが，重大な課題となっています．

言語聴覚士（以下，ST）は，この社会変化を正しくとらえ，自分たちに求められていることを知るとともに，地域による差などを含めた周囲の状況を理解して，的確な判断のもと行動していくことが求められています．

そこで本項ではまず，どのような社会変化が起こっているのかを知りましょう．

日本の社会構造の変化

日本の人口は，20世紀には増え続けていましたが，21世紀に入り減少に転じました（図1）．平均年齢は，戦後一貫して伸び続けていますが，合計特殊出生率は深刻な低下を示し（図2），その結果，未曽有の少子高齢社会が到来しています（表1）．1965年には，9人の生産年齢人口（20～64歳）が1人の高齢者を支える「胴上げ型」社会といわれていましたが，現在は3人が1人を支える「騎馬戦型」社会，2050年には1人が1人を支える「肩車型」社会が訪れるといわれています（図3）．このような急激な変化に対応できる医療・介護・福祉の仕組みを早急に作ることが，現在，求められています．

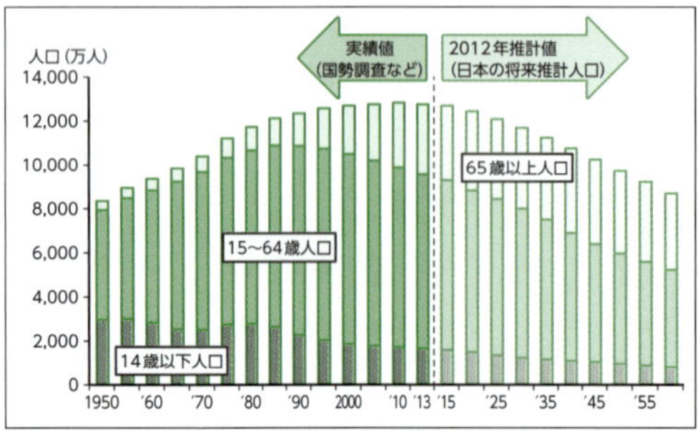

図1 日本の人口の推移（文献[1]）をもとに作成）

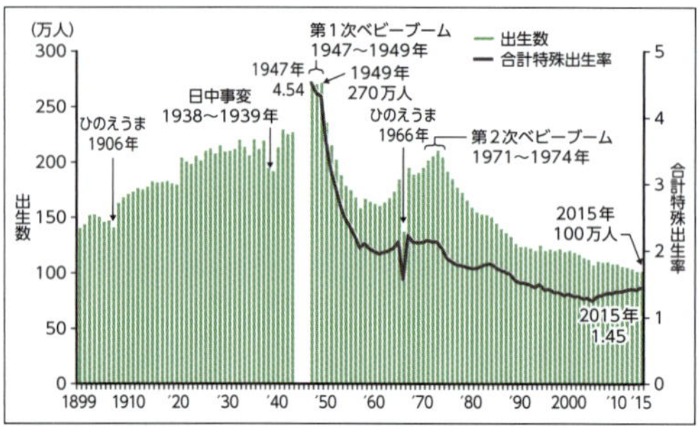

図2 日本の出生数・合計特殊出生率の推移（文献[2]）をもとに作成）

表1 日本の社会構造の変化(まとめ)

	1947年	1965年	2015年
人口	7,214万7千人	9,341万9千人	1億2,686万5千人
平均寿命	男：50.06歳	男：65.32歳	男：80.79歳
	女：53.96歳	女：70.19歳	女：87.05歳
合計特殊出生率	4.54	2.00	1.45
高齢化率	4.9%	5.0%	26.0%

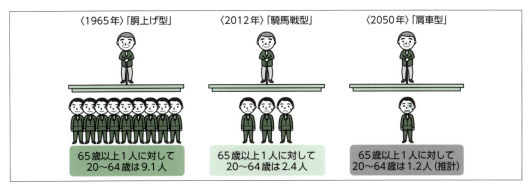

図3 生産年齢人口(20～64歳)対高齢者人口(65歳以上)の割合の変化

医療制度の変化と地域包括ケア

増大する医療・介護・福祉にかかる費用の抑制を目指して，2000年に介護保険制度がスタートしました．「急性期」「回復期」「維持期(生活期)」という病期が明確化され，急性期・回復期は医療で，維持期(生活期)は介護保険で，という方向に時代が大きくシフトしました．さらに，限られた財源を効果的に運用して，急速化する高齢社会に対応するために，「地域包括ケアシステム」が提唱されました(図4).

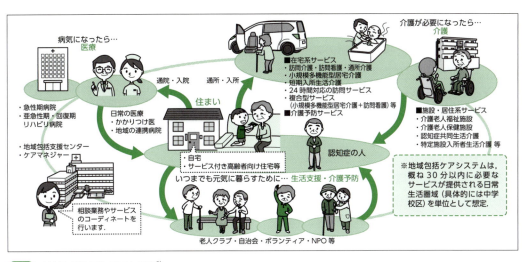

図4 地域包括ケアシステムの姿[3]

地域包括ケアシステムとは，中学校区（30分以内に行き来できる範囲）に，医療・介護・福祉のサービスをすべて備えることを基本としています．

地域の拠点病院を明確化し，急性期病院と地域かかりつけ医との役割分担と連携を強化していくこと，医療・介護・福祉サービス提供施設間の連携を図っていくことを目指し，地域を支えていこうとするものです．十分な財源は示されておらず，地域社会の力が発揮されることを前提として考えられています．行政が行う「公助」だけでなく，「自助」「互助」「共助」も強化していく必要性について言及されています．

> 自助：当事者の力で課題を解決する．

> 互助：当事者の周囲の人たち（家族・友人・近隣住民・ボランティアなど）が援助を行う．
> 共助：医療・介護保険など被保険者による相互負担．
> 公助：行政による支援．

地域包括ケアシステムでは，他施設・他職種と連携し，各事例（ケース）について，相談や協業を進める力が強く求められています．「食事」や「コミュニケーション」の領域で効果的なリハビリテーション（以下，リハ）をSTが進めるためには，自領域にだけ目を向けるのではなく，他施設・他職種のスタッフと情報をやり取りしていくことが必要です．

失語症者向け意思疎通支援事業

2013年，障害者総合支援法が制定され，障害者の地域生活を支援するために新たな取り組みが開始されました．

その1つとして，地域生活支援事業の中にコミュニケーション支援が明記され，これまで視覚・聴覚障害を中心に行われてきた意思疎通支援が，失語症など障害種別ごとの特性やニーズに配慮し，きめ細やかに行われるべきであることが示されました．これを受け，失語症のある人への意思疎通支援のあり方について具体的な検討が始まりました．STは意思疎通支援者養成に協力していくことが求められています（図5）．

こうした制度改革により，STが担うべき役割が明らかになったことは，大変重要なことです．私たちが，患者・利用者への「直接支援」だけでなく，患者・利用者にかかわる人たちを指導するという「間接支援」に携わる機会が，これから増えていくことが予想されます．

社会情勢の変化を理解し，求められる役割を積極的に果たしていくことは，専門職の重要な責務です．そのことを改めて理解するとともに，この事業についても知っておきましょう．

> 2006年：障害者自立支援法
> 2013年：障害者総合支援法
> 　-3年をメドとして修正作業が行われた．
> 　　-意思疎通に支障がある障害者などに対する支援のあり方の見直し
> 　　-厚生労働省による意思疎通支援者養成に関する実態調査の実施
> 　　-失語症者への支援の必要性の認識
> 　　-意思疎通支援者養成のカリキュラムの作成
> 2016年：養成テキストを作成
> 2017年：支援者養成を行う指導者研修を開始
> 2018年：各都道府県で支援者養成を開始

図5　意思疎通支援事業の経過

これからのST

今後長期にわたり，75歳以上の後期高齢者が増え続け，脳卒中や認知症の患者も増加することが見込まれています．団塊の世代が高齢化し，個性の強い，多様な価値観をもった高齢者が多くなると予測され，個別性への対応力が求められるといわれています．

STの対象となる，失語症，高次脳機能障害，構音障害，摂食嚥下障害などをもつ患者が増えていくことは確実です．これらの障害に対し専門知識をもち，適切な対応策を立てられるSTの必要性は，今後さらに高まっていくことが予想されます．

STの勤務先は，これまでほとんどが医療機関でしたが，現在，訪問，通所，老人保健施設などの生活期に勤務するSTの数は，順調に増え続けています．しかし，まだ必要数に達している状況ではなく，地域による格差が拡がっていることも大きな課題です．

重要なことは，生活期で働くSTの1人ひとりが広い視野と柔軟な思考をもち，効率的な制度運用，効果的な介入により，STリハの成果を出していくことになります．

まとめ

- 日本の社会構造の変化を理解する．
  - 平均寿命は伸びているが，合計特殊出生率が低下し，人口は減少に転じた．
  - 高齢者，特に後期高齢者の比率が増加し，医療費が増大している．
- 医療制度の変化を把握するとともに，地域包括ケアを理解する．
  - これから生活期リハは介護保険で行うことが基本となる．
  - 訪問・通所など生活期リハで活躍するSTが増えている．
  - 地域包括ケアシステムにおけるSTの専門性を理解し，その役割を果たしていく．
  - 自助を促し，互助・共助を活用していく．
- 意思疎通支援事業を理解する．
  - STは地域生活支援事業の中に位置づけられている．
  - 役割をしっかりと果たし，STの活躍の場を拡げよう！
- 生活期STを切り開いていこう！
  - 生活期STの需要は確実にあるが，数が足りず，認知度が低い．
  - 障害やニーズは多様化している．求められるニーズに応え，普及の努力をする．

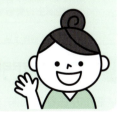

参考文献

1) 厚生労働省：日本の人口の推移．http://www.mhlw.go.jp/seisakunitsuite/bunya/hokabunya/shakaihoshou/dl/07.pdf
2) 厚生労働省政策統括官（統計・情報政策担当）：平成29年 我が国の人口動態—平成27年までの動向．http://www.mhlw.go.jp/toukei/list/dl/81-1a2.pdf
3) 厚生労働省：地域包括ケアシステム．http://www.mhlw.go.jp/seisakunitsuite/bunya/hukushi_kaigo/kaigo_koureisha/chiiki-houkatsu/dl/link1-4.pdf

1-2 生活期とST

　生活期STの仕事内容は，病院で働くSTと大きく異なるわけではありませんが，発症直後の治療の時期を過ぎた後の，長期にわたる在宅生活における援助にかかわっていくため，より「広い視野」や「柔軟な発想」が必要になります．

　そこでまず，STの業務を考えるために，言語聴覚士法を確認し，私たちの専門性の"軸"をとらえておきましょう．それをもとに，私たちの専門領域がどのように拡がっているのか，考えてみましょう．生活期の現場で私たちが行えるSTリハの範囲と考え方を理解しましょう．

▶ 言語聴覚士法

　言語聴覚士法は，理学療法士及び作業療法士法の制定から遅れること32年，1997年に制定されました．これにより「言語聴覚士」は国家資格として認定されることになりました．以後，話を進めるため，STの専門性に関する条項のみ図1に取り上げます．

> 第2条（前略）音声機能，言語機能又は聴覚に障害のある者についてその機能の維持向上を図るため，言語訓練その他の訓練，これに必要な検査及び助言，指導その他の援助を行う（後略）．
>
> 第42条（前略）診療の補助として，医師又は歯科医師の指示の下に，嚥下訓練，人工内耳の調整その他厚生労働省令で定める行為を行う（後略）．

図1　言語聴覚士法（一部抜粋，原文ママ）

▶ STの専門性

　図1の法律（条項）で示される内容から，STの専門領域には「コミュニケーション」と「食事」という2つADLが含まれ，これはSTの専門性の"軸"になっています（図2）．「コミュニケーション」と「食事」は，人間の存在を支える基盤となる極めて重要な活動であり，STは主にその2つにかかわります．

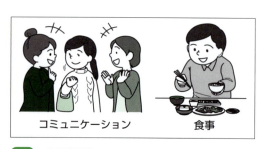

図2　STの専門性

ミクロからマクロに拡がるSTの専門領域

次いで、STの専門領域の拡がりについてみていきます（図3）．STは摂食嚥下障害，失語症などの専門特化した領域を有し，専門知識・技術を備えていることが必要です．同時に，「コミュニケーション」と「食事」にかかわる専門職として，障害をもつ人たちの生活にかかわり，様々な手段を用いて「生活しやすさ」に働きかける専門職でもあります．そのため，携わる領域は拡がっていく可能性があり，その人の人生の質にかかわることもあります．ミクロからマクロに拡がる専門領域が，STの特徴であるといえます．

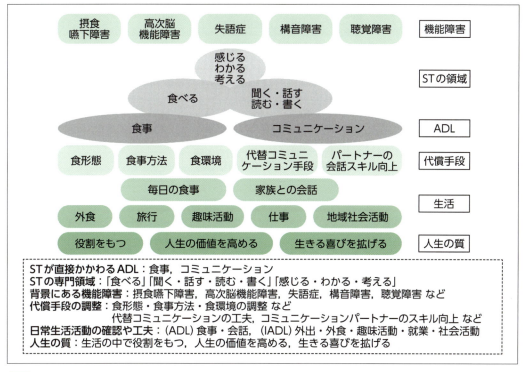

図3　STの専門領域

障害の全体像をとらえるためのツール（ICF）

では，生活期の各利用者において，これらの拡がりをどうとらえていくか…．それには「ICF」の考え方が重要になります（図4）．

障害の原因となる疾病，疾病によって影響を受けた心身機能・身体構造，活動・参加に生じている障害は，互いに影響を与え合っていると考えられています．また，環境因子や個人因子も，障害の状態に影響を与えます．

これらを考慮して障害の全体像をとらえるのがICFです．生活期では特に重要です．

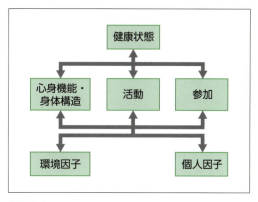

図4　ICFの考え方

ICFを用いて障害像をとらえる

ここでは，生活期STにおいて，実際にICFを用いて佐藤さん（仮名）の障害像をとらえた事例を紹介します（図5）．

佐藤さんは，回復期リハ病院退院時，屋内ADLは自立，簡単な会話が可能な状態でした．会社は職場復帰に好意的でしたが，復職のためには通勤できる歩行機能と体力の獲得，言語機能の改善，職場で求められる作業能力の向上が必要でした．佐藤さんの暮らす地域で利用できるリハサービスとして，PT・STが在籍する通所リハがあり，そこで復職に向けたリハを行うことになりました．

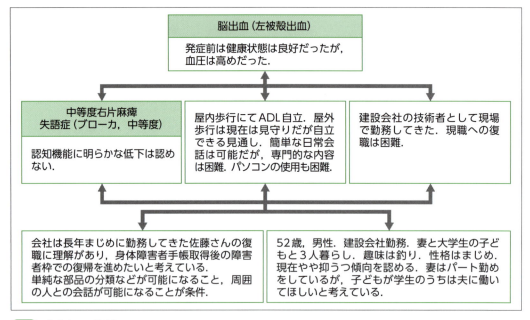

図5　佐藤さんの障害像

通所で佐藤さんを担当することになったSTは，佐藤さんにかかわる情報を収集したうえで，障害像全体をつかみ，佐藤さんを理解しておくことが必要です．また，疾病により生じている障害を，機能・活動・参加の観点からとらえることで，佐藤さんの問題点を抽出し，STとしての目標とリハプログラムを導き出していきます．

ICFを用いることにより，問題点が機能障害に偏ったり，反対に参加ばかりに目を向け機能回復を見落としたりすることが防止され，適切なアプローチが可能になります．

まとめ

- 生活期STを進めてくために，まずは言語聴覚士法を知る．
- 「コミュニケーション」と「食事」という2つのADLからなるSTの専門性を，ミクロからマクロに拡がる領域全体で理解する．
- ICFで示す障害構造を理解し，STとしてICFに基づいて利用者の全体像が描けるようになる．

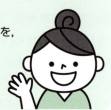

1-3 生活期リハにおける疾病・病期モデル

> 生活期では長期間にわたり1人の利用者にかかわることもあり，疾病の特徴を模式化して，長期経過のイメージをつかんでおくことは，とても重要です．
> ここでは生活期で出会う疾病の長期経過の特徴を示し，その後でそれを目標設定やリハプログラム立案に活かしていくことを考えていきます．

疾病による違いを理解する

まず，脳損傷，進行性疾患，認知症など，疾病によって，長期経過の特徴が異なることを理解しておきましょう．生活期STリハを行うとき，どの疾病のどの時期にかかわっているのかを理解しておくことで，適切な目標設定やリハプログラム立案を行うことができます．

脳損傷の経過の特徴

脳梗塞や脳出血などの脳損傷の場合，発症時に急激な機能低下をきたし，発症直後には通常大幅な回復がみられますが，やがて回復はなだらかになっていきます（図1）．発症後の回復の程度は，損傷部位の大きさや，年齢，合併症などにより異なります．良好なレベルに達する場合，あるいは中等度・重度の障害を残す場合もあります（図2）．回復がみられなくなった後，機能は横ばいに維持される期間が続きますが，加齢，再発，廃用，合併症悪化などの多要因により，低下する時期を向かえます（図3）．

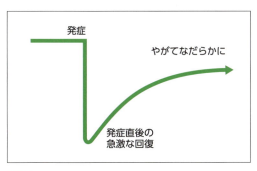

図1 脳損傷の経過の特徴①

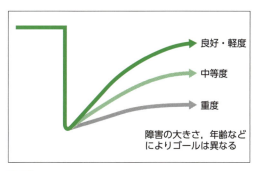

図2 脳損傷の経過の特徴②

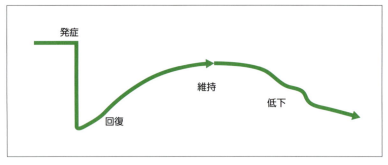

図3　脳損傷の経過の特徴③

　STとしては，高い頻度で出現する失語症や，高次脳機能障害，摂食嚥下障害に対してリハを実施します．病院からの退院の時期が早まったことで，退院直後にはまだ機能回復が継続していることも少なくありません．それぞれの病期に合わせて，機能・活動・参加の観点から，適切なアプローチを考えていきます．

進行性疾患（神経難病）の経過の特徴

　STが生活期で出会う疾病の1つに，多種類の進行性疾患があります（表1）．

　進行性疾患の症状は，疾病の種類により少しずつ異なりますが，いずれも運動麻痺，失調，パーキンソニズムなどの運動機能障害が進行していきます．認知機能低下の有無や程度は疾病によって異なります．

　障害の進行速度は，疾病によっても異なりますが，本人の体力・意欲などを含む多要因によって異なり，予測の難しいことが少なくありません（図4, 5）．

　STの対象となるのは，運動障害性構音障害・摂食嚥下障害に対する機能リハ，コミュニケーション方法や食事設定のアドバイス，全般的認知機能への働きかけや心理面への援助，家族指導・支援などで，病期によって変

表1　進行性疾患（神経難病）の種類と特徴

疾病			特徴
筋萎縮性側索硬化症	Amyotrophic Lateral Sclerosis	ALS	筋力低下，筋萎縮で発症．運動機能障害が徐々に進行する．
脊髄小脳変性症	Spinocerebellar Degeneration	SCD	失調症状で発症．進行に伴い多彩な運動機能障害が生じる．
多系統萎縮症	Multiple System Atrophy	MSA	脊髄小脳変性症の1つ．より多彩な障害が生じる．
大脳皮質基底核変性症	Corticobasal Degeneration	CBD	大脳皮質・基底核損傷の症状．進行が速く，認知機能低下も生じる．
パーキンソン病	Parkinson's Disease	PD	振戦・固縮・無動などの運動機能障害，認知機能低下が生じる．
進行性核上性麻痺	Progressive Supranuclear Palsy	PSP	パーキンソン病と似た症状が生じる．

わっていくのが大きな特徴です（図6）．その時々に求められることに対応するとともに，先を予測した準備を含めたかかわりが必要です．

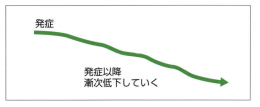

図4 進行性疾患（神経難病）の経過の特徴①

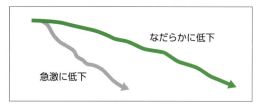

図5 進行性疾患（神経難病）の経過の特徴②

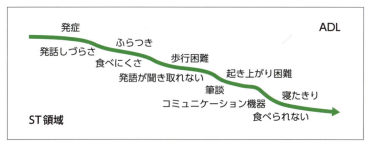

図6 進行性疾患（神経難病）の経過の特徴③

認知症の経過の特徴

認知症は進行性疾患であるため，基本的に徐々に機能低下が進行していきます．運動麻痺ではなく，認知機能低下により失禁，物の紛失，更衣困難などADLの低下が進みます．また中期以降になると行動・心理症状（BPSD）が出現し，介護者の負担が増加します．最終的には活動が低下し，寝たきりになります．

認知症は，タイプ（表2）により初期症状が異なるといわれていますが，初期に失語・失行・失認などの個別の高次脳機能障害の症状が現れることも知られており，STに機能リハが期待されることもあります．中期になると症状が進み，個別症状へのリハは効果的でないことも多くなりますが，できることを行う，環境調整を進めるなどにより症状を緩和できる場合もあります．後期にはできることも少なくなりますが，わずかに可能な活動を続けることが重要になっていきます．最終的には，食物認識の低下，食思の低下，口腔咽頭の運動の低下などにより，摂食嚥下障害が出現します（図7）．

表2 認知症の種類と特徴

	疾病		特徴
アルツハイマー型認知症	Alzheimer's Disease	AD	物忘れで発症．認知機能低下が徐々に進行する．
前頭側頭型認知症	Fronto-Temporal Dementia	FTD	人格変化で発症．認知機能低下が徐々に進行する．
レビー小体型認知症	Dementia with Lewy Bodies	DLB	幻視・ふらつきで発症．認知機能低下が徐々に進行する．

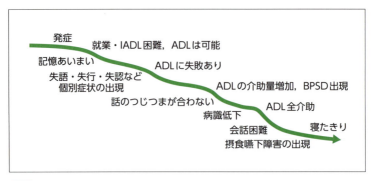

図7 認知症の経過の特徴

STは，コミュニケーションと食事の観点から，認知症の人の各病期にかかわります．各病期の特徴を理解し，もっとも重要な問題点を見つけ出し，良い反応を引き出せるようにかかわることが望まれます．家族支援も重要です．

退院後の経過の中で必要なリハは異なる

病院から退院し，自宅に戻ってからの期間（図8）によって，必要とされるリハの内容は大きく異なります．このことを十分に理解して対応することは非常に重要です．

1) 混乱期

何らかの障害を残して自宅に退院した場合，安定した生活が送れるようになるまでには，予期せぬトラブルが生じることも少なくありません．十分に準備したつもりでいても，うまくいかないことや，想像とは違うことが起こり，不安・戸惑い・混乱を生じます．この時期には，環境調整やスケジュール修正も重要です．ADLが安定して行え，安心した生活が始められるように援助していくことが優先されます．

2) 安定期

退院直後の不安定な時期を脱し，ADLが確立し，落ち着いた生活が始まります．週間スケジュールが整い，ようやく生活のリズムが定まります．まだ回復が見込まれる場合はそれに対するアプローチを行い，できること

を拡げ，安定した日常生活を継続できるように取り組んでいきます．

3) 展開期

落ち着いた生活が続く中で，新しいことに挑戦するゆとりが生まれます．生活を拡大する機会が巡ってくることは少なくありません．心理的には，障害の認識や受け入れが進み，一方で将来に対する不安などが残っている場合もありますが，これまで控えていた外出の再開を検討したり，新しい活動へのチャレンジを促したりすることも重要です．

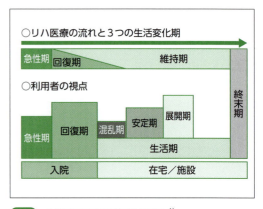

図8 生活期での利用者の生活変化[1]

D 目的別リハを心得ておく

生活期リハは，回復がみられなかったり，変化が少なかったりするため，目的が不明確な漫然としたリハに陥りやすいという問題をもっています．私たちは，今提供しているリハが何を目的としているのかを常に意識し，リハを行うことが重要です（図9）．

1）ソフトランディング

退院直後の混乱状態を整えるためのリハで，安定した在宅生活が開始できるように取り組みます．

2）機能回復

病院からの退院時期が早まり，自宅に戻ってからも機能回復が見込めることも多くあります．生活期であっても，可能な限り機能回復を導き出すことは大変重要です．

3）課題解決

その都度生じた課題に対応し，解決していきます．生活の中に目標や課題を見つけていくこと自体が必要となります．

4）メンテナンス

長期的にかかわる中で，安定した生活を行えているかを確認し，今後起こりうる問題を予測し，予防的にかかわっていきます．

5）終末期

治療困難な状態であり，死期が迫った利用者とその家族に対し，納得できる生を全うし，尊厳ある死を迎えるための援助を行います．

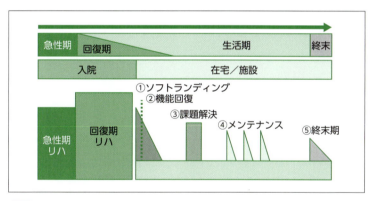

図9　生活期における5つの目的別リハ[1]

まとめ

- 疾病ごとの経過の特徴を理解しよう！
  - 脳損傷では，生活期に入ってから改善が継続する事例があり，見逃さずに対応する．
  - 進行性疾患や認知症では，発症後経過を追って機能は低下するが，先の状態を見越して対応し，その時々の段階で安心して暮らせるよう援助する．
- 常に，目的を明確にしながら，リハを実施しよう！

参考文献
1）森田秋子，黒羽真美編：在宅・施設リハビリテーションにおける言語聴覚士のための地域言語聴覚療法，三輪書店，2014．

1-4 生活期リハにおける家族の重要性

　リハを進めるうえで，家族を含めて考えることはとても重要であり，その重要性は生活期で一層増すと考えられます．介護が必要な場合，家族の介護力が必要となります．また，家族の障害への理解，本人と家族の関係性などが，在宅生活継続の大きな"鍵"となります．ここでは，多様な家族の形態を理解し，家族の問題を考えるための視点を整理し，家族とかかわるうえでの注意点も心得ておきましょう．

日本の家族形態の変化

　まずはじめに，日本における家族類型別世帯数の推移をみてみましょう．グラフは戦後の日本における家族形態とその割合の変化を示しています（図1）．

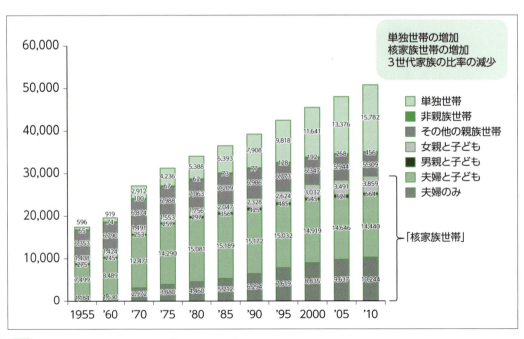

図1　家族類型別世帯数の推移（文献[1]をもとに作成）

昨今，都市社会の出現や価値観の多様化の中で，家族の形態が多様化していることがわかります．

祖父母・孫が同居する3世代家族は，図1では「その他の親族世帯」に当たり，数字には大きな変化はありませんが，全世帯数に占める割合は際立って減少しているということがわかります．一方で，単独世帯は大きく増加しています．また，「夫婦のみ」の世帯の中には，老々介護世帯が増加していることが指摘されており，現在の日本の家族形態には質的な変化も起こっています．

これらの変化によって，今後さらに家族関係が多様化し，介護力が低下していくことが推測されます．

これらのことを理解しておくとともに，それぞれの家族形態の特徴をとらえておくことも重要です（表1）．家族形態によって，ST介入の目的は大きく異なり，サービス調整の際に配慮しなければならないことも変わってきます．特に，キーパーソンが誰になるのかを把握し，キーパーソンと本人の関係性をよく理解しながら，かかわりましょう．

在宅生活を継続していくためには，家族形態に加え，持ち家か賃貸住宅か，収入は確保されているかなどの要因も関与してきます．そうした要因によっては施設入所や生活保護の申請の検討が必要になる場合もあります．生活期に従事するSTにとっては必要な知識ですので，こちらも心得ておきましょう．

表1 家族の形態とその特徴

家族形態	生活期リハを考えるうえでの特徴
配偶者と2人暮らし	夫婦のみの世帯であり，配偶者がキーパーソンとなる． 配偶者の年齢・健康状態により介護力が異なる． 離れて暮らす子どもの援助が期待できる場合もある．
配偶者および子ども家族	夫婦と子ども家族の世帯であり，孫がいることも多い． 配偶者がキーパーソンとなることが多いが，子ども世帯が中心となることもある． 2世帯住宅などの家屋環境や，義娘・孫を含めた介護力などを考慮する．
単身および子ども家族	配偶者が亡くなっているなどの場合であり，キーパーソンは子ども夫婦となる． 子ども夫婦が共働きか，一方が専業主婦（夫）か，孫が小さくて手がかかるのか，介護力を期待できるのか，などにより状況が異なる．
単身および単身の子ども	大人だけの世帯であり，キーパーソンは子どもとなる． 子どもが働いている場合が多く，介護力には制限がある． 関係が強固な場合，在宅生活の希望が強く，サービス調整が重要となる．
配偶者・子ども以外の人との同居	高齢の兄弟・姉妹などで暮らす老々介護世帯，高齢者と孫の世帯，血縁でない家族など多様である． 変動しやすく，不安定さがある． 個別性に合わせて対応する必要がある．
単身1人暮らし	もともと単身で生活している人の比率が増加している． 発病後，自立度が高くないと在宅復帰は困難であるが，持ち家の場合にはサービス利用で自宅退院を調整するケースが増えている． 進行性疾患や認知症の場合，いつまで1人暮らしが可能かの判断が重要である．

生活期における家族理解のポイント

それぞれの家族を理解するうえでは，家族形態（構成）を知るだけでは十分とはいえず，一歩踏み込んだ理解をしておくことが重要です．ここでは，①障害への理解，②本人との関係性，③マンパワーの3点について考えてみたいと思います．

1) 障害への理解

本人に生じた障害について，理解度の高い家族とそうでない家族がいます．特に，高次脳機能障害や認知症に対しては，障害像の難しさや認めたくないという気持ちも加わり，障害を理解していないことが不適切な対応につながってしまう場合があります．逆に，かかわる医療スタッフ以上に，本人の状態や適切なかかわり方を心得ている家族もいます．

2) 本人との関係性

本人と家族の関係性は，発症後に生じた障害により変動してしまう場合もありますが，多くはこれまで培ってきた積み重ねによるものであり，深い信頼や愛情に結ばれた関係もあれば，もともと関係が薄かったり仲が悪かったりする場合もあります．後者の場合には，リハへの協力体制が十分に得られないことがあります．

3) マンパワー

一方が専業主婦（夫）の場合，自営業の場合，孫が学生で時間が取れる場合など，家族の介護力が確保しやすい状況がある一方，夫が倒れて妻が働きに出なければならない場合，家族が働き盛りで仕事が忙しい場合など，介護力が不足する状況もあります．在宅生活を継続したい気持ちがあっても，困難な場合があります．ただこれは，経済力によってカバーできることもあります．

生活期リハに影響を与える家族の要因としては，家族形態に加え，上記の3つの視点があり，これらの問題が絡まり合って影響を与えます．在宅生活の継続には，もともとの家族関係が良好であることはとても重要ですが，関係が良好であってもマンパワーの問題で在宅生活が継続できなくなったり，家族の障害への理解度や，価値観，ライフスタイルといったものが大きく関与することもあります．

家族とともに良いかかわりを行うためには，家族の個別性，それぞれの考え方・気持ち・負担度などを受け入れ，尊重したかかわりを行いましょう．それぞれの家族の良いところを活かして，より良く生活できる方法を提案することが望まれます．

まとめ

- 現代の家族は，1人暮らしや老々介護世帯が増え，多様化している．
- 家族形態による違いを理解し，それぞれに合わせた適切な介入をする．
- 家族を理解する場合，①障害への理解，②本人との関係性，③マンパワーをとらえておくことも必要である．

参考文献
1) 国立社会保障・人口問題研究所：人口統計資料集．http://www.ipss.go.jp/syoushika/tohkei/Popular/Popular2017RE.asp?chap=0

第2章

どうやって考える?
生活期ST

2-1 生活期STの進め方
―情報収集から，目標設定，リハプログラム立案まで―

　前章では，STの専門領域や疾病・病期モデルについて触れ，生活期STでは利用者情報をどのようにとらえるのかを考えました．

　いよいよ次は，事例ごとに具体的な情報を収集し，そこから利用者の全体像を描き，問題点抽出，目標設定，リハプログラム立案へと進める流れについて説明していきます．

▶ 情報と情報収集

　ST処方の出方，関連情報（図1）の入手の仕方（図2）は，施設の特徴やリハの種類によって大きく異なります．医師とコンタクトが取りやすく，リスクなどの情報が得られやすい場合もありますが，そうでない場合もあります．それぞれの施設により，情報収集の仕組みが作られているので，それらを理解して進める必要があります．

　情報収集の際に重要なことは，漫然と得られる情報だけをもとに進めるのではなく，必要な情報が集められているかどうかを常に確認しながら，足りない情報をどうやって入手するかを考えて進めることです．ケアマネジャーに再度質問する，家族に問い合わせる，どうしても必要な情報は直接主治医に連絡して得ることも必要です．

---

①個人情報（特に「主訴・希望」）
②医学情報（特に「リスク」）
③生活関連情報
④社会資源情報
⑤専門領域評価（STによる評価の情報）
⑥関連領域情報

図1　情報の種類

---

①書面で確認する
②ケアマネジャー・主治医・多職種などから聞く
③評価を行う
④家族から聞く　など

図2　情報収穫の方法

情報の具体例

ここでは，1人の利用者について，多種類の情報を提示します（表1）．下記の情報から利用者の全体像を描いてみてください．なお，入手した情報から利用者の全体像を描く練習をするために，なるべく多くの情報を記載しています．

まずは，その人を知るための背景情報として，個人情報，医学情報，生活関連情報，社会資源情報を示します．項目に沿って情報を整理しながら，どんな人なのかイメージを組み立てていきましょう．続いて，専門領域の評価から得られる情報です．STがかかわる領域について，こちらも項目ごとに記述してみることで，問題の箇所を抽出できるようになりましょう．関連領域情報として，運動やADLを含めて捉えておきましょう．

表1 情報の具体例

個人情報	氏名	鈴木さん（仮名）
	疾患名	大腿骨頸部骨折術後廃用，アルツハイマー型認知症
	性別	男性
	年齢	85歳
	主訴・希望	本人：俳句を詠みたい． 家族：介助が大変．転ぶ．ムセる．
医学情報	現病歴	5年前に大腿骨頸部骨折を受傷し，歩行に介助が必要となった．3年前より認知機能低下を認める．
	既往歴	特になし．5年前までは外出可能で，自転車に乗っていた．
	リスク	自力で移動しようとして，転倒のリスクがある．
	服薬内容	ドネペジル塩酸塩
生活関連情報	家族歴	妻，長男家族と同居．妻も高齢で介護が困難になっている．長男の妻は働いており，平日の介護は困難．
	社会歴	元小学校校長
	本人の性格・趣味	性格は厳格．趣味は俳句作り・旅行．最近は怒りっぽくなっている．
	家屋状況	二世帯住宅の1階．バリアフリーだが，入浴の介助量が増えている．
	介護状況	トイレは妻の誘導，入浴は長男が協力しているが，サービス検討中．
	地域情報	市内の病院へ通院．街中に住んでいるが，外出はほとんどしていない．
社会資源情報	保険情報	長男の共済保険の扶養家族．介護認定：要介護3．
	社会資源情報	骨折後，外来通院していたが，終了．3年前より通所1日コースを利用．機能低下が進み，家族の負担が高まり，現在は訪問リハの適応を検討中．
	多職種連携	（通所のケアワーカーより）昼食時にムセが多く，食形態について相談あり．（PTより）身体機能としては歩行可能だが，不注意による転倒が増加している．

表1　情報の具体例（つづき）

専門領域評価	全般的認知機能	中等度低下（MMSE：13/30点，CBA：16/30点）
	言語機能	失語症はないが，認知症が進み，喚語困難が増加している．
	高次脳機能	記憶障害，病識低下，脱抑制がみられる．
	構音機能	構音運動の巧緻性が低下し，やや呂律が回らない．
	聴力	軽度老人性難聴あり．日常会話は可能．
	コミュニケーション	簡単な日常会話は成立するが，記憶障害，判断力低下により，つじつまが合わないことが多い．確認しながらやり取りをすることが必要．
	摂食嚥下機能	飲み込みに時間を要す．ムセることが増えてきた．
関連領域情報	運動機能	骨折後の疼痛，廃用性の筋力・バランス低下あり．
	ADL	屋内歩行が見守りで可能．つまずきあり．更衣，排泄に一部介助．食事は自力で摂取しているが食べこぼしが増えている．
	IADL	行っていない．

問題点抽出

問題点の抽出は，1-2「生活期とST」で示したICFに基づくことで，構造的かつ漏れなく行うことができます．問題点は状況に応じ，細かく見落としなく抽出すべきときと，重要なものに絞って抽出すべきときとがあり，どちらも重要です．重要性の高い問題点を上位から選ぶことができる力は，現場で求められる力であり，経験を重ねてこの力を磨いていくことが必要です．

問題点の抽出が難しい場合は，機能・活動・参加に分け，それぞれの関連性についてとらえてみましょう．鈴木さんの場合，認知機能低下が進みコミュニケーションが取りづらくなり，摂食嚥下障害も生じています．そのことが本人の活動や参加の弊害になっており，家族の介護負担にもつながっています．疾病の特徴から大幅な改善は見込めませんが，生活の中でできることがみえてきます．

問題点
〈機能障害〉
#1　中等度認知機能低下
#2　摂食嚥下障害
#3　軽度構音障害
#4　軽度難聴
〈活動制限〉
#5　コミュニケーションが取りにくい
#6　ADL低下

〈参加制約〉
#7 　外出の機会減少
#8 　友人・親戚との付き合い減少
#9 　趣味の俳句が楽しめない
#10 　家族の負担増加
〈その他〉
#11 　気難しい性格
#12 　高齢の妻に介護負担がある．どうやって接していいかわからない

▶ 目標設定・リハプログラム立案

　目標は，短期目標と長期目標を立てます．短期目標は1〜3ヵ月程度とし，すぐにとりかかりたいことを設定します．長期目標は半年〜1年程度とし，目指したい生活を設定します．リハプログラムは，常に「生活」という視点が必要で，実生活に沿っていること，生活にあるものの利用，家族を巻き込むなど多様性に富みます．

長期目標
1. 通所介護に通いながら，在宅生活を安定して過ごす
2. 好きな俳句にふれられる環境を作る
3. 家族が本人とのかかわり方を理解する

短期目標
1. 認知機能の活性化を行い，語想起を可能にする
2. 好きな俳句，親しい人との交流を通じ，感情の落ち着きを図る
3. ムセなく食べられるようにする

リハプログラム
1. 認知言語リハ（語想起・音読・書字など）
2. 新聞に掲載された俳句の音読と寸評，孫に手紙を書く
3. 食形態・食事方法のアドバイス，摂食嚥下リハ
4. 家族に通所施設に顔を出してもらう

目標設定・リハプログラム立案のポイント
・機能回復がみられる場合は，機能回復を促す．
・生活におけるコミュニケーションを意識する．
・生活を意識する（新聞を読む，公園に散歩に行くなど）．
・必要に応じて，家族を巻き込んだ目標・リハプログラムを立てる．

ボトムアップとトップダウン

　評価に基づき，今できることから生活の中で何ができるかを考えていくことが，目標を考える基本になります（ボトムアップ）．しかし，そのように立てた目標が，必ずしも本人・家族にとって魅力的な，成し遂げたいゴールになるわけではありません．時には，本人の機能から目を離して，「こんなことをしてみたい」「何とかこれをやってみよう」という発想で，ゴールを立てることも必要です（トップダウン）（図3）．

　生活期では，様々な代償手段や環境調整，他者の援助を得て，活動や参加を成し遂げることができる場合があります．本人・家族がやってみたいと思える目標を見つけ出す柔軟な発想が求められます．そのためには，本人をよく知ること，周辺情報を得ること，また地域や社会の情報を日頃からたくさん得ておくことが大切です．

　本人・家族の希望（ホープ）がどこにあるのかを確認しておくことが必要です．本人・家族の障害理解や心理状況によっては，そのホープが適切でない場合もあります．無理をせずかかわりの中で適切なニーズにたどりつける場合もあります．

　このように，必要な情報を組み立て，描いた全体像の中から，この人に"STとして何ができるか"を考えていくことが大切です．

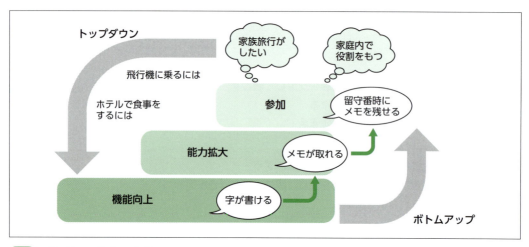

図3　ボトムアップとトップダウン

まとめ

- 適切な評価と情報収集を行う．
    - 必要な情報は十分に収集できているか？
    - STの専門領域について正しく評価できているか？
- ICFに沿って問題点を抽出する．
- 魅力的な目標設定には「ボトムアップ」と「トップダウン」の発想が重要である．
    - 能力に見合った活動・参加が行えているか？
    - 時には本人の能力に縛られずに目標を見つける．
    - 方法を探ることで実現にこぎつける．

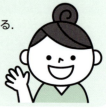

2-2 目標設定の具体例

―"真のニーズ"に沿って目標を再設定したことで生活の拡大を図れた事例―

　生活期STにおいて，STは評価を行うとともに，必要な情報を得て，その人の目標を立てます．良い目標が立てられるとリハは進めやすくなりますが，良い目標が立てられないと，様々な問題が生じたり，良い結果が得られなくなったりします．
　ここでは，目標設定に難渋した事例を紹介し，経過の中でどのように目標を修正したのかを含め，以下に報告します．

▶ 本事例の特徴

　脳梗塞後に失語症，発語失行が残存し，在宅生活に戻ってから5年経過していた事例です．言語障害は中等度残存，認知機能は軽症化してきており，屋内生活は自立し，安定していました．
　生活の拡大のため，家庭内での役割や屋外への活動を視野に入れて，目標設定を行いました．

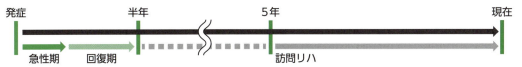

事例紹介

Aさん，50代前半，女性，脳梗塞，右利き

ＡＤＬ：　中等度右片麻痺があるが，屋内歩行は自立．
生活状況：夫（会社員），息子（中学3年生），娘（小学3年生）の4人暮らし
職　　業：事務職（パート），ほぼ専業主婦
趣　　味：手芸
介護保険：要介護1，訪問リハ（ST）（2回／w）

訪問開始時ST評価

生活の拡大のために，言語機能，認知機能をはじめ，家事動作，屋外移動の評価を行いました．

以下にその結果を示します．

> **全体所見**
> 軽度認知機能低下〔CBA[*1]：25/30点（意識5，感情4，注意4，記憶4，判断4，病識4）〕
> 礼節は保たれ，身の回りのことは自立
> 家事は行っていない
>
> **生活所見**
> 家事動作：
> 　味噌汁など簡単な調理は可能
> 　掃除可能
> 屋外移動：
> 　公共交通機関の利用可能
>
> **言語所見**
> 失語症（ブローカ，中等度～軽度）
> 発語失行：
> 　軽度喚語困難．歪みが強くみられる
> SLTA：呼称10/20，単語復唱8/10
>
> **家族とのコミュニケーション**
> 比較的長い文章の理解は良好．低頻度語で喚語困難，また発語失行による発話の努力，音の歪みがある．書字は文字の一部を書くことはできたため，会話時に代償手段として使用することもあった．

目標設定

目標設定を行うときは，利用者本人の状態を把握するため，機能の評価だけでなく，きめ細やかな情報収集が必要になります．

本事例の状況をICFに基づいて表すと図1のようになります．

「活動」では，簡単な調理や掃除ができる

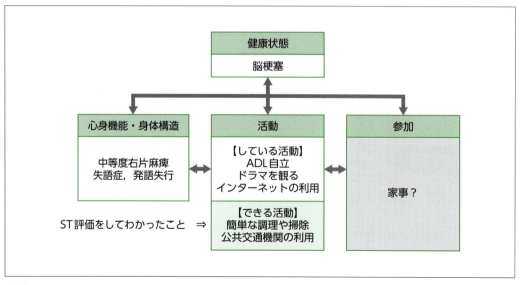

図1　ICFでとらえたAさんの問題点と目標

[*1] CBAについては4-1「生活期における認知機能のとらえ方」参照．

能力は保たれていましたが，生活では取り組まれておらず，夫が家事を行っていました．また，1人で公共交通機関の利用ができる能力はあり，「友人に会いたい」という本人の希望もあるにもかかわらず，実際の生活の中では1人での利用がありませんでした．

そこでまず1つ目の目標は，養育を必要とする子どもがいることや，達成しやすい課題の選択として，主婦としての役割を担うこと，つまり「家事自立」としました．しかし，本人の反応は意欲がみられない状況でした．本人の希望は「車の運転がしたい」「友人と交流がしたい」というものでした．

本人のニーズ，家族の思いをふまえて，目標設定を見直しました．その際にICFの中の「個人因子」と「環境因子」を深く掘り下げることが重要であることがみえてきました（図2）．

【環境因子】
・持ち家
・家族が協力的
 -夫が家事好き，息子が料理好き
 -夫は忙しく平日不在
・当人が働かなくても経済的に問題なし
・受験生の息子がいる

【個人因子】
・年齢が若い
・手先を使用する作業が好き
・もともと活動的
 -病前は家族旅行を計画していた
・家事への興味がなく，病前からあまり行っていなかった
・失語症を生じた自己への低評価

図2　Aさんの「環境因子」と「個人因子」

料理は嫌い，友人に会いたい，車の運転もしたい….

Aさんが一番やりたいことを一緒にやりましょう！

目標の再設定と経過

「環境因子」「個人因子」を鑑み，また本人の思い，家族の思いを聴取して，「交友関係の再開」を新たな目標として設定しました．

友人と「また会いたい」と思うものの，「まだしっかりと話せない」という他者とのコミュニケーションへの不安がありました．現段階で，中等度の失語症が残存しており，音声言語だけで十分なコミュニケーションをとることは困難でした．しかしこのことをきっかけに，言語機能に対して意識が向き，言語リハ，コミュニケーションリハへの取り組み姿勢が構築されました．

「交友関係の再開」に向けての経過を図3に示します．

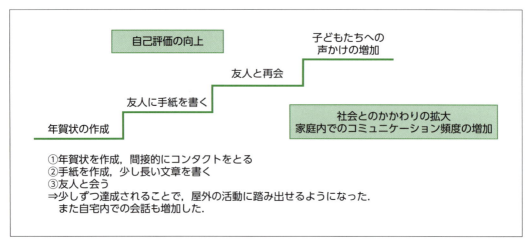

図3 「交友関係の再開」に向けての経過

　本人と共有できた目標は，1年かけて達成されました．まずは手紙であいさつ，次に近況報告，そして実際に会って対話する…．1つずつ目標が達成されることで，「次はこれをしたい」と目標を立てられるようになりました．また，病気になったことを友人に告げてもかまわないと思えるようになり，心理的変化があったことも，この目標が達成された背景にあります．

　コミュニケーション範囲が徐々に拡がったことで，自信が生まれ，自己の客観的評価が向上したと考えられます．そしてその自信が，子どもたちへの声かけにつながり，母親としての役割の再獲得にも至りました．

本事例を振り返って

　発症から5年経過した時点で，在宅生活は安定して行えていました．しかし，身の回りのことは自立していても，社会とのつながりは断たれたままでした．行いたい活動に必要な心身機能・能力が保たれていても，きっかけがないことで，活動範囲が狭小化していましたが，リハの介入により，活動範囲の拡大が図れました．また「主婦＝家事の自立」と安直に考えず，その人の生活背景をしっかりととらえることの重要性を学ぶ事例でした．

本事例のまとめ

- 良い目標を立てるためには，本人の能力・現状などを正しく把握する．
- 生活の中でできること，していることを評価し，必要なことを推測し，目標を立てる．
- 通常良いといわれている常識的な目標にとらわれすぎず，「その人らしさ」のある"真のニーズ"を見つけることが大切である．

第3章

どんな形がある？
生活期ST

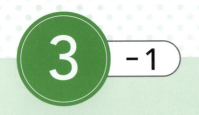

通所ST

生活期リハには主に「通所リハ」と「訪問リハ」があります．
　ここでは，通所リハの特徴を示し，コミュニケーション障害者や摂食嚥下障害者が通所リハを利用するメリットをあげます．また，通所リハに従事するSTに期待されることも示します．後半の小事例からは，実際のリハプログラムについて考えていきます．

通所リハのメリット

1) 利用時間とサービス内容を選択できる

通所リハには，様々な利用時間やサービス内容があり，選択できるようになっています．利用時間は，基本的に，2時間程度の短時間，4時間程度の半日，8時間程度の1日のコースがあり，事業所ごとに設定されています．サービス内容も，個別リハ，食事，入浴以外に自主トレーニングや作業活動など，多岐にわたります（図1）．

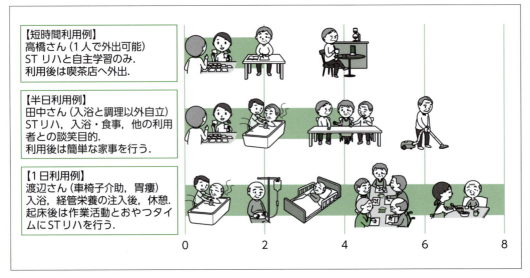

図1　通所リハの利用例

例えば，日常生活が自立している失語症者の場合，外来リハに近い形で短時間利用を選択し，STリハを中心としたサービスを受けることができます．リハと併せて入浴や食事を受けたい場合には，半日利用を選択することもできます．反対に，日常生活で常に介助が必要な利用者の場合，長時間利用することによって，家族の負担軽減を図ることが可能です．

このように通所リハでは，利用者本人や家族のニーズに合わせて，利用時間やサービス内容を選択することができます（図1）．

2) 外出機会を確保できる

要介護者は，外出機会が減り，自宅で閉じこもり状態になることが少なくありません．1日中パジャマやルームウェアを着て，ベッドで過ごす時間が長くなると，廃用による機能障害の増悪や，精神活動の減少による認知機能の低下など，負の連鎖を引き起こす可能性があります．接する相手が家族だけに限定されてしまうことにより，コミュニケーション機会の減少にもつながります．

そのような人にとって，通所リハは貴重な外出の機会となります．決まった時間に起床をする，服を選んだり化粧など身なりを整えたりする，外に出ることによって季節や世間とのつながりを感じるなど，貴重な機会となります．通所リハは，リハや，レクリエーション活動，余暇を通して，家族以外の人とのコミュニケーション機会を増やします．それだけでなく，家に帰ってから通所リハでの出来事を家族に話すことによって，家族との新鮮な会話を増加させることにもつながります．

3) コミュニティーへの参加ができる

通所リハには様々な利用者が集まります．疾患の種類や障害の程度はもちろん，年齢や生活スタイルも多岐にわたります．それでも，それぞれが何らかの障害をもち，リハを受けに来ているという共通点があることで，親近感や連帯感などが生まれることは少なくありません．障害をもった人にとっては，健常であるスタッフの言葉より，同じ経験をしてきた他の利用者の言葉の方が，胸に響くというようなことも起こります．

互いを気にかけたり，会話をしながら助け合って作業活動や談笑をしている様子は，通所リハが1つのコミュニティーを形成していることを感じさせます．

4) 多職種で生活をみて支援できる

サービス提供者側からみると，通所リハと他の在宅サービスとの大きな違いは，多職種が同じ建物の中に一堂に会していることであるといえます．

訪問介護や訪問リハは，通常1人のスタッフが自宅に訪問してサービスを提供します．そのため，状況に変化があった際の情報共有では，スタッフ個人がアセスメントを行い，ケアマネジャーや，医師，他事業所と連携をとることが必要になります．

しかし，通所リハには医師，看護師，介護士，PT・OT・ST，栄養士などの多職種が従事しており，気になることがあれば多職種が一緒にアセスメントを行い対応する「多職種協働」が，その場で実践できます．

また，各利用者は利用時間内に排泄，入浴，食事，コミュニケーションなど様々な生活活動を行っています．その生活活動を見渡し，様々なアプローチがその場で行えることも，大きなメリットとなります．

STも，生活の中で食事やコミュニケーションをアセスメントし，適切なアプローチを行うことが望まれます．

今後の通所STに求められる中重度の要介護者への対応

平成27（2015）年度の介護報酬改定以降，中重度の要介護者の通所リハ利用を促進する動きが起こりました．これにより，中重度の脳卒中患者や進行性疾患患者が通所リハを利用しやすくなりました．

中重度の要介護者では，機能維持を図るだけでなく，徐々に起こる変化をいち早く察知し，本人・家族の思いを受け止めながら，長期的に調整していく必要があります．具体的なリハについては，胃瘻造設者への摂食嚥下リハ，気管切開カニューレ使用者への言語リハ，進行性疾患患者の機能的変化に対するアセスメントなどができることが求められます．

また，医療度の高い利用者について，経験が浅い介護職などのフロアスタッフへの啓発も必要と考えます（図2）．

そのためSTは，これらの変化により，自らの専門領域だけでなく，呼吸リハや姿勢，福祉用具，医療・介護保険，社会保障など幅広い知識を得て，自己の専門性をより向上させていくことが求められます．さらに，サービス担当者会議[*1]やリハビリテーション会議[*2]など多職種が参加するカンファレンスの場で納得してもらえる説明や提案ができる力も必要となります（図2）．

・胃瘻造設者に対する経口摂取

・機能的変化に対する食事環境の調整

・フロアスタッフへの食事介助・口腔ケア方法の伝達

・気管切開カニューレ使用者のコミュニケーション方法の確立

・コミュニケーション困難者の意思決定の援助

・多職種へのわかりやすい説明と提案

図2　中重度の要介護者の利用増加に伴い高まるSTのニーズ

まとめ

- 通所リハには様々なニーズに合った利用時間がある．
- 通所リハは要介護者の閉じこもり防止としての外出機会ともなる．
- 通所施設では，様々な利用者が集まり，1つのコミュニティーを形成している．
- 通所施設は，多職種が一堂に会する場であり，生活を見渡した多職種協働が実践できる．
- 高まる中重度の要介護者へのニーズに応えていく必要がある．

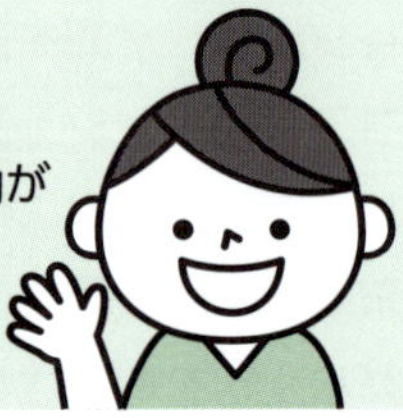

[*1] **サービス担当者会議**：介護保険サービスの担当者が集まり，利用者または家族を含めて生活全体の課題を共有し，ケアプラン（計画）の共通理解を図る．通常，ケアプランの更新時期に合わせて実施される．

[*2] **リハビリテーション会議**：「活動と参加」を促進するためのリハマネジメントにおいて，より質の高いリハを提供するために行う会議．医師を含めた各サービスの担当者と利用者・家族がリハの内容・目標を共有する．

小事例

ここからは通所リハのメリットが特に活かされた事例を紹介します.

① フロアスタッフに対する啓発により間接的に口腔機能へのアプローチを行った事例

通所リハでは，個別リハにとどまらず，通所施設にいる時間を利用して生活全体にかかわることが可能です．経験を重ねれば，「こういうかかわりをしたい」というイメージが拡がってくることもあるかもしれません．しかし，人員や時間の関係ですべて自分が直接的にかかわれるわけではありません．このような場合には，多職種協働を進め，看護師や介護士などに直接かかわってもらい，間接的にアプローチすることもあります．

事例紹介

aさん，60代，女性，筋萎縮性側索硬化症（ALS）

既 往 歴：気管切開，人工呼吸器使用，胃瘻造設
現 病 歴：5年前にしゃべりにくさが出現し，4年前にALSと診断された．以後，徐々に身体機能が低下し，1年前に車椅子全介助となった．呼吸・嚥下も困難となり，気管切開を施行，人工呼吸器を装着するとともに，胃瘻を造設した．しかし本人には「少しでも経口摂取を行いたい」という希望があり，通所リハにて経口摂取を行うこととなった．
認知機能：CBA18/30点（意識3，感情3，注意3，記憶3，判断3，病識3）
言語機能：重度運動障害性構音障害のため，実用的な発語なし．視線，うなずき，首振りによる単純な意思表示は可能．
Ａ Ｄ Ｌ：FIM37/126点（運動13/91点，認知24/35点）．車椅子全介助．食事は3食胃瘻による経管栄養．
生活状況：定年退職した夫と2人暮らし．日常の身体介護や家事も夫が行うが，介護負担が大きいため，訪問看護師やホームヘルパーが介護・家事を代行している．
介護保険：要介護5．毎日訪問看護・介護を利用しながら，夫のレスパイトケア目的で週2回デイケアやショートステイを利用している．サービス利用で限度額いっぱいとなっており，通所リハでの口腔機能向上加算は追加できない．
リハ目標：通所リハ利用時の経口摂取の継続

ST評価

反復唾液嚥下テスト（RSST）：2回/30 sec．喉頭挙上は1横指あり．
嚥下機能：口腔器官の運動麻痺により送り込み能力低下や中等度の咽頭期障害がある．体幹角度45°でゼリーであれば何とか嚥下できる．

リハ方針・アプローチ

●方針決定

　まず，通所リハでのみ経口摂取を行うことについて，リスクを含めた本人と家族の希望をサービス担当者会議で確認した．その際には，STの摂食嚥下機能評価を報告し，経口摂取開始の意思統一を図った．主治医に対しても書面で情報提供を行い，通所リハでの経口摂取の許可をもらい，体幹角度45°，スライスゼリーを丸呑み嚥下でおやつ摂取する方針を決定した．個別リハビリテーション加算は，PTやOTも必要であることから，STが毎回経口摂取に携わることができない．ケアを行うフロアスタッフが実施し，適宜評価を行うことをケアマネジャーと決定した．

●フロアスタッフへの伝達

　食事介助をフロアスタッフが行うにあたり，フロアスタッフ内でスライスゼリーの丸呑み嚥下というなじみのない方法への不安が生じていた．そこでまず，看護師がALSの病態について勉強会を開催．STは，摂食嚥下障害の基礎と，aさんの摂食嚥下機能の評価結果についての勉強会を行い，スライスゼリーの丸呑み嚥下が最も安全に経口摂取を継続できる方法であることの理解を促した．次にaさんの通所利用の際に，食事介助のデモンストレーションを実施し，注意点を書面にまとめて，全スタッフが同一の方法で安心して行える体制を整えた．

●STによる直接的アプローチ

　定期的に経口摂取の評価を行った．また，日常ではスタッフの問いかけに「Yes-No」で応答している様子を確認したため，透明文字盤を用いて，本人の具体的な意思表示を促した．その中で，好みの味や通所リハでの過ごし方について本人の思いを抽出して，フロアスタッフへ伝達した．

●今後のアプローチ

　フロアスタッフによる食事介助が定着し，経口摂取の継続という第一の目標は達成した．今後は新たなコミュニケーション方法の確立を目指す．スタッフとは質問への「Yes-No」応答しか行えていなかったが，透明文字盤の使用を促していく．また，手指の残存機能を活かし，パソコンやタブレットを用いた会話補助装置の導入を検討していく．

本事例を振り返って

　aさんは，胃瘻造設後も「口から食べたい」という希望をもち，通所リハにて経口摂取を行うプランが立案された．経口摂取をSTだけで担っていくことはできない．今回は，ゼリー丸呑み嚥下という手技を行うことになり，担当するフロアスタッフの不安を軽減し，「やれる」と感じてもらうことが重要であった．勉強会を通じて理解を深め，全職種が協力して経口摂取機会の提供ができたことで，aさんにとっての通所リハの利用価値を高めることができた．このような高リスクの摂食嚥下リハを実施するためには，本人・家族の希望だけでなく，主治医を含めた全サービス担当者の意思統一が必要であった．

② 失語症の小集団リハを実施したことで，自分以外の失語症者とのコミュニケーション機会が得られた事例

失語症者の通所リハ利用の目的の1つとして他者との交流があげられます．しかし実際は，通所リハにおいても，失語症者は孤立しやすいのではないかと思われます．

ここでは，通所リハを利用してからもスタッフ以外との交流が少なく，孤立した生活をしていた失語症者に対して，小集団リハを実施したところ，他者との交流が生まれたので，以下に紹介します．

事例紹介

bさん，80代，男性，脳梗塞

現病歴：70代後半で左中大脳動脈領域の脳梗塞を発症し，右片麻痺と失語症を呈した．回復期リハ病院を退院した後より通所リハを利用している．

認知機能：CBA21/30点（意識4，感情4，注意3，記憶4，判断3，病識3）

言語機能：全失語．理解は，視覚的情報を通して短文レベルの理解が可能であるが，話題の切り替えにはついていけない．表出は，挨拶など一部の単語が反射的に可能である．

ＡＤＬ：FIM94/126点（運動78/91点，認知16/35点）．慣れた環境のみ4点杖歩行自立．

生活状況：食事や排泄など簡単なADLは自立しているため，自宅でも通所リハでも気ままに過ごしている．しかし，誰かに何らかの活動を促されなければ，ボーっとテレビを観て過ごす傾向にある．

介護保険：通所リハ（ST・PT・OT）（3回/w）

ST評価

ＳＬＴＡ：理解；単語8/10，短文6/10，口頭命令1/10
　　　　 表出；呼称0/20，単語の復唱6/10

コミュニケーション：
通所の際によく使用する「おはようございます」や「お願いします」といった高頻度語の表出は可能だが，保続が顕著であり，いったん単語が表出されるとその後は同じ単語の繰り返しとなる傾向にあった．そのため，他者からの問いかけに対して答えられず，困って目に涙を浮かべることがあった．通所内でのコミュニケーション相手はスタッフに限られていた．

リハ方針

他の失語症者と習慣的に同一の活動を行うことで，スタッフ以外の人とのコミュニケーション成功体験を目指す．

リハ内容

参 加 者：bさんの他，認知機能とコミュニケーション能力が近い（自分の名前を言うにも介助が必要な）利用者2名.
実施頻度：週1回，1時間（曜日と時間固定）
内　　容：
　①挨拶と自己紹介
　②参加者の能力に合わせたレクリエーション
　　－発声，系列語の順唱，歌唱，年賀状作成，習字など，発声発語機能や言語理解能力を活用した活動
　　－キャッチボールや作業活動など道具を使った動作性の活動（場の共有や道具の貸し借りなどで自然とコミュニケーションが生まれるように工夫）
　③日記の記入
　　日付，氏名，簡単な内容を写字で行う.

経過

●開始時
　小集団リハへの参加に拒否的ではないが，仕方なく付き合っている様子であった．失敗体験をさせないように，自己紹介やゲームの際には，確実にできるようなヒントを与えるようにした．

●3ヵ月後
　予定時間に合わせて，自らトイレに行き，会場であるリハ室まで移動するようになった．困った表情よりも笑顔が多くなった．

●半年後
　自分だけでなく，援助が必要な他の参加者と視線を合わせ，その参加者が自ら準備できるように促すようになった．

本事例を振り返って

　bさんは，通所リハのコミュニティーにも入れず，社会的に孤立状態に陥っていた．しかし，失語症小集団といった本人のコミュニケーション能力に合わせたコミュニティーを形成するとともに，活動を習慣化させたことで，自発的行動を促すことができた．また，他者への貢献によって，自己の尊厳の回復にもつながったと考えられる．
　通所リハは，他者との交流機会として期待されるが，失語症者が新しい集団に参加することは容易ではなく，STが適切なかかわりをしていくことの必要性は高い．今回は，各々の言語・認知機能に加え，パーソナリティや相性も考慮した小集団活動をセッティングし，場の共有と人間関係構築を主体的に進められるよう配慮した．その結果，参加者同士の関係構築が育まれ，自発的にコミュニティーを形成することができた．

3-2 通所STの活用
― 退院直後に機能回復と生活援助を行った事例 ―

通所リハでは，利用する人たちの状況が多様で，それぞれの人にとって何が必要かを判断し，適切に目標の設定とアプローチの考案をしていくことが求められます．ここでは，急性期・回復期を経て自宅退院した利用者に対して行った，機能回復と生活援助の両面からのアプローチを紹介します．また，この事例への取り組みを振り返り，通所だからこそできた"強み"についても考えます．

本事例の特徴

本事例は，初発の脳卒中で自宅退院した直後に通所リハを利用しました．住み慣れない土地での暮らしとなったため，その点についても配慮した介入となりました．発症から経過が短く，高次脳機能障害が認められましたが，機能回復が見込まれたため，機能回復と同時に「生活を見据えたプログラム」を組み立てることが求められました．

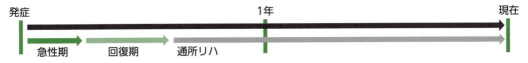

事例紹介

Bさん，70代前半，男性，脳梗塞

現病歴：XX県で発症．地元の急性期・回復期リハ病院に入院．発症7ヵ月後，独居は難しいと判断し，他県都市部に住む娘宅に退院．
ADL：運動麻痺はなく，屋内ADLは概ね自立しているが，時に混乱すると間違った動作が出現し，援助が必要になることがある．
生活状況：娘が仕事で日中は1人になるため，通所リハの利用を開始．
介護保険：要介護1，通所リハ（ST）（半日利用，3回/w）

通所開始時ST評価

通所開始時ST評価では,「生活を見据えたプログラム」の組み立てのため,ADLで混乱する原因は何かを明らかにすることが求められました.

通所で介入する際には,画像所見が手に入らないことは少なくありません.主訴と行動観察からは,視覚的な問題や空間認識の問題が推測されました.そして,模写や書字などの机上評価を行い,障害の本態を裏づけました.

> **全体所見**
> 人格・礼節は保たれ,会話可能
> 明らかな問題なし
> MMSE:27/30点
> CBA:24/30点(意識4,感情4,注意3,記憶5,判断4,病識4)
>
> **ADL所見**
> 洗面台の正面に座った際に,正面にある蛇口や右側の歯ブラシを手探りで探す様子がみられる.
>
> **書字と構成能力の評価**
> 漢 字 書 字:小学校1年生レベルで書けないことが多い.パーツの脱落・誤り,部首の誤り,構成の異常(図1).
> 立方体模写:構成困難(図2).

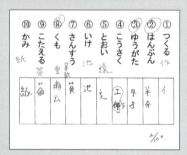

図1 通所ST開始時の漢字書字

図2 通所ST開始時の立方体模写

> **その他の評価**
> 机上課題にてやや左の見落としを認めたが,生活場面ではみられない.対象物を視覚的に認知するまでに時間を要し,一度認知しても視線を移動すると見失う.対象物までの距離の認識は可能.
>
> **初回ST評価のまとめ**
> 同時失認
> 視覚的認知機能低下
> 構成障害
> 漢字の失書
> 注意障害

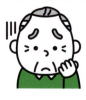

> 何か変なんだ.
> いろいろなモノが見えたり見えなかったりする.
> 字が思い出せない.
> すべてできなくなってしまった….

問題点抽出・目標設定

　Bさんの障害は比較的軽症でしたが，場面によってはADLで混乱がみられることがあり，また発症前のように好きな料理をしたり，自由に外出したりすることができず，本人は戸惑いを感じていました．運動機能は良好で，全般的認知機能にも大きな問題はなく，障害が見逃されてしまいそうな状況でしたが，本人の「何かが変」という訴えをもとに，探り当てるように検査を行った結果，視覚的認知機能低下，構成障害，漢字の失書など，個別的な高次脳機能障害の存在がみえてきました．

　脳画像が手に入らず，麻痺も認められないことから，病巣が特定しにくい事例でしたが，左側の運動機能にわずかながら低下がみられ，右半球の頭頂葉から後頭葉の病巣が疑われました．

　評価結果から問題点を抽出し目標設定するために，機能障害が生活に与えている影響をとらえておくことが重要でした．本人にとって必要性やニーズの高いものを目標にすることが必要です．このようにBさんにとって目指すべき目標を定め，それを達成するためのリハプログラムを考えます．

　問題点は，機能・活動・参加の側面に沿って抽出し，長期目標には通所リハ終了時の到達点を設定し，短期目標にはすぐに取りかかって効果をあげる必要のある目標を立てました．

---

①障害物の少ない整った環境下であっても，正しく視覚認知できないことがある．環境刺激や視覚刺激の多い場面では，ADLに混乱がみられる．

②病前に行っていたテレビを見ることや新聞を読むことが行えない．土地勘のない地域での生活となり，運動能力としては外出が可能であるが，1人での外出が困難であり，活動範囲が狭まっている．

③病前，調理を趣味にしており，今後も行いたいという気持ちがあるが，よく見えないことで行えないでいる．家庭内での役割がない状態となっている．

問題点
#1　視覚的認知機能低下
#2　漢字の失書
#3　ADLでの混乱
#4　好きな料理をすることができない
#5　自分らしく生きることの阻害

長期目標
1. 調理を行う
2. 外出の自立

短期目標
1. 視覚認知・構成・書字障害の改善
2. ADLの安定

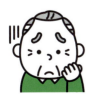

こんなことができないなんて変だなぁ．
でも，練習することで，少しずつできるようになってきたし….
もう一度料理ができるようになるかな？

通所STリハの経過

以下に通所STリハの経過を示します．最終的には，生活が改善され，利用者からの申し出により，通所利用は終了となりました．

第1期（通所開始時〜3ヵ月）
- 本人・家族の障害理解の援助
- 安定した生活の開始

テレビや新聞を見られるようになりたい．外に散歩ぐらい行けるようになりたい．

ソフトランディング期
不安に配慮しながら機能リハを進める
<リハ内容>
- 単語のなぞり書き
- 簡単な図形模写
- 屋外歩行

第2期（4〜7ヵ月）
- ADLと歩行が見守りで可能になる
- 新聞とテレビが一部見られるようになる

良くなった感じはある．テレビは民放がまだチカチカして見られない．買い物も店の中に入るとダメなんだ…．

機能回復期①
生活でできることを拡げていく
<リハ内容>
- 文章完成課題
- おやつ作り練習
- 自力での屋外歩行

第3期（8〜10ヵ月）
- 近所のスーパーまでの歩行が自立となる
- 自宅で包丁を使用して味噌汁程度の調理が可能となる
- テレビと新聞の視聴が可能となる

自宅内での不安はなくなった．文字は年賀状が書ければいいかな．

機能回復期②
生活行動の拡大
自信・生きがいを取り戻す
<リハ内容>
- 簡単なおかずの調理
- 手紙を書く

第4期（11〜12ヵ月）
- 在宅で困らなくなったことから，STを卒業してよいとの希望あり
- 自宅でできる練習を提案し，ST介入終了となる

今は生活に困らなくなった．完璧じゃないけど，もう十分だよ．

メンテナンス期
<自主練習内容>
- 新聞黙読
- 新聞記事1つをノートに記載

最終ST評価

認知機能が向上し，CBAが27/30点（意識5，感情5，注意4，記憶5，判断4，病識4）となりました．同時失認が改善し，簡単な調理が可能となりました．

> **書字と構成能力の評価**
> 漢字書字：構成に課題を残すが，概ね正しく字を書くことが可能（図3）．
> 立方体模写：可能（図4）．
>
>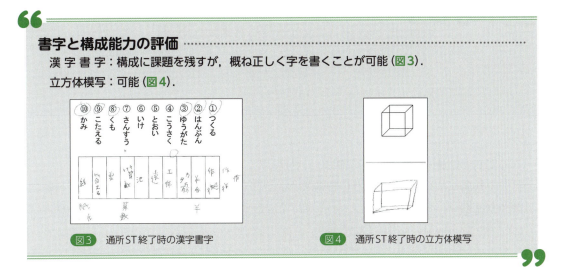
>
> 図3 通所ST終了時の漢字書字　　　図4 通所ST終了時の立方体模写

本事例を振り返って

Bさんは，個別リハを必要とし，STリハ以外にも，集団体操への参加や他利用者との交流の機会を得ることを目的に，通所リハを選択しました．スタッフにとっては，通所で過ごす数時間の活動を通じ，Bさんの行動観察，評価・援助を行うことができ，簡単な調理の練習も可能でした．通所リハのメリットが活かされた事例であったと考えられました．

本事例のまとめ

- 画像などの情報がなく詳細は不明であるが，行動観察から同時失認が疑われ，漢字の失書や構成障害などの高次脳機能障害があると推定される事例であった．
- まずはADLの安定が必要であったが，屋外歩行，家事動作拡大も必要となる事例であった．
- 発症からの経過から，機能回復が見込まれ，障害が軽減することが自信の回復，生活の拡大につながることが予想された．
- 機能回復を促しながら，常に生活を支援し，できることを増やしていくサポートをした．
- 本人の強いニーズである調理の達成をゴールに置き，概ね自力で可能になり，自分で生活を組み立てていくことができる見通しが立ったことで，通所リハを終了とした．
- Bさんにとって，通所リハの利用は，外出の機会を得ることだけでなく，屋外歩行が見守りで自立になり，調理を獲得してADLの内容が充実し，生活の拡大につながった．

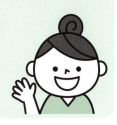

3-3 訪問ST

ここまでは通所リハについて説明してきました．
次は訪問リハです．訪問リハの特徴を示し，コミュニケーション障害者や摂食嚥下障害者が訪問リハを利用するメリットをあげていきます．後半の小事例からは，実際のリハプログラムについて考えていきます．

▶ 訪問リハのメリット

1）外出できない人にもリハを提供できる

訪問リハの制度が始まる前は，重度運動障害により移動に困難が伴うため外出がままならず，リハを受けることのできない人が，地域に少なからずいました．リハの効果が期待できる場合でも，病院まで送迎できる方法がなければ，あきらめなければなりませんでしたが，訪問リハはそれらの人たちに，自宅にいながらリハを受ける機会を提供しました．

また，訪問リハは，身体機能を理由に外出が困難な人だけでなく，様々な要因からの精神的ストレスにより閉じこもり状態になった人に対し，生活の場で活動と参加に特化したリハの提供ができ，「閉じこもり」や「抑うつ」を予防する意味でも大きな役割を果たします．

自宅で行うリハには，利用者にとってだけでなく，セラピストにもメリットがあります．訪問時間を調整することで，家族がいる時間帯，食事の時間帯などに訪問することができ，必要な情報を得たり，必要なリハを組み立てたりすることができます．

これから先は，老々介護や1人暮らしの援助，終末期の看取りなど，在宅での多様な生活を支えるリハとして，ますます重要性が高まっていくことが見込まれています．

注意点：
退院直後から訪問リハを開始し，漫然と継続することは，活動範囲を制限してしまうことにつながり，好ましくありません．機能や能力が改善してきた場合には，活動範囲を家の外に拡げることを常に考えていきましょう．訪問リハから通所リハへの切り替えなどを常に意識し，提案していきましょう．自分が提供するリハ内容を振り返る，リハマネジメントの視点をもっていきましょう．

> **改善しているのに外出につながらない場合の対応—閉じこもりの兆候と対応—**
> ①閉じこもりを疑う観察評価の視点
>   —服装（パジャマのままで着替えていない，人と会える服装でないなど）
>   —「人目が気になる」など外出を嫌がる言動の有無
>   —訪問リハ以外の過ごし方（行動範囲や起きる時間，活動意欲なども，家族やケアマネジャーなどから情報収集する）
> ②対応
>   —「今日は玄関口まで出て深呼吸をしてみましょう」など，小さな一歩から始める．
>   —庭や近所に出ることを勧める．嫌がらないかを探りながら，外出のきっかけにつなげる．

2) 生活している場所で生活に直接介入できる

　自宅でリハを行うということは，生活そのものにかかわることを意味しています．食事でも，コミュニケーションでも，実際の生活そのものに介入できることは，大きなメリットであり，アイデアを駆使して効果を上げるチャンスがあります．かかってきた電話に出てもらうこともできますし，来客者に対応してもらうこともできます．家族が準備する食事に対し，その場でアドバイスすることもできます．最も効果的な場面や時間帯を選び訪問することで，成果をより高めることを，目指していきましょう．

　また，以下のパネルに，リハに活かせる生活の物品（例）を示します．例えば，部屋に飾られた人形1つとっても「旅行先で買ってきた」や「誰かから贈られた」などエピソードがあり，感情面・記憶面への働きかけや，発話量の増加につなげることができます．

> **リハに活かせる生活の物品**
> ①コミュニケーションリハに活かせる物品（例）
>   　—新聞・雑誌　　　—カレンダー・ポスター　　　—人形やお土産品
>   　—写真・アルバム　—庭や飾ってある草花　　　　—表彰状
>   　—書棚の本　　　　—絵　　　　　　　　　　　　—孫のおもちゃ
>
> ➡これらは，話題作り，遠隔記憶の想起，スケジュール管理，音読や書字，会話練習など，様々なアプローチで用いることができる．
>
> ②摂食嚥下リハに活かせる物品（例）
>   　—使い慣れた食器　　—食べ慣れた家庭の味
>   　—定位置の座席　　　—家族との団らんやその雰囲気，食事を作る音など
>
> ➡これらを用いると，食欲の増進につながる一方で，食習慣の影響から摂取ペースが速くなることもあるので，注意が必要である．

3) 家族に直接かかわることができる

　訪問リハの利点としては，介護にあたる家族がいる家庭の中で，直接家族指導を行えることもあげられます．毎日行っている介助方法の確認，誤った介助方法をしている場合の修正，利用者の能力に合わせた介助方法の提案などをその場で行うと効果的です．

　例えば，進行性疾患の場合，その時々の摂食嚥下能力に合わせて食形態や介助方法を微調整する必要があります．訪問リハでは，STが，その場で評価し食事の介助方法を提案したり，家族に実践してもらい確認したりすることができ，介助方法を適切に修正することもできます．

　家族が「作ったおやつを食べさせてあげたい」と要望した場合は，STがまず食べてみて「もう少し軟らかく」「もう少し均一に」などアドバイスを行い，利用者の摂食嚥下能力に合ったものにしていくことができます．

　このように，口頭では伝えにくく，確認しにくいことへの対応のしやすさは，訪問リハの大きなメリットです．

家族や本人の状況が変化した場合の対応—在宅生活継続のために—

　家族状況の変化によって介護者が変更になったり，身体機能・能力の低下によって在宅生活の継続が危ぶまれたときには，早々に状況を察知し対応することが望まれる．介護認定の区分変更や，介護保険サービスの調整などを行い，場合によっては在宅生活の継続ができるかを判断するために，ケアマネジャーをはじめ，かかわっている多職種で相談・検討することが必要になることもある．生活の中で生じる疑問・不安などを適宜聴取することで，早期の解決につなげることができる．

---

4) 比較的長時間のリハを提供できる

　通所では，退院直後の時期などを除いて，リハの提供は1単位（20分）となることが多く，じっくりと取り組むリハは行いにくくなっています．それに対し訪問では，1回当たり2単位（40分）あるいは3単位（60分）であり，利用者にしっかりと向き合い，落ち着いてリハを提供することができます．

　このことから，長期的な機能回復が見込める失語症や高次脳機能障害に対するリハとしては，大きな役割を果たす可能性をもっています．また，その人の要望や気持ちにしっかりと耳を傾ける時間をとることができ，個別性の高い活動や参加，自立支援に向けた取り組みを探り，提案していくことなども可能になります．

「訪問リハ」ならではのリハ計画

- 一緒に買い物に行く．
- 一緒に飲食店に行く（注文の仕方を確認するためなど）．
- 公共交通機関利用の練習をする（習い事を再開するためなど）．
- 一緒に近所の友人に会いに行く（利用者が「話せないので会う勇気がもてない」場合など）．

5) "その人らしさ"を知る手がかりがあふれている

訪問では，自宅を訪れたとき，そこにその人が今までに生きてきた人生が詰まっています．食卓には，使い慣れた茶碗や皿が並び，長年慣れ親しんだ家庭の味がする食事が並んでいます．座席は，どこに誰が座るのかまで決まっています．書棚には，愛読書や家族のアルバムが並んでいます．大切な家族の写真が飾られた仏壇もあります．庭にはかわいがっている犬が飼われており，育ててきた花が咲いていることもあります．

こうした情報は，その人の人生観を表しているといえます．障害をもちながらもどのように暮らしたいのか，望む生活を一緒に考えるヒントになります．

"その人らしさ"を知るための観察の視点
- 物の配置，本人にとって居心地のよい場所（生活スタイル）
- 道具，家具など（好み，趣味）
- 書籍類，調度品など（価値観，生き方）
- 家族の雰囲気（家族関係）

※失礼のないように，さり気なく見ることが大切である．

訪問リハ提供者のバリエーション

在宅で受けられるリハには，病院や診療所，老人保健施設からの訪問リハと，訪問看護ステーションからの訪問リハとがあります（図1）．基本的には介護保険で行われますが，年齢や基礎疾患により，医療保険で行われることもあります．

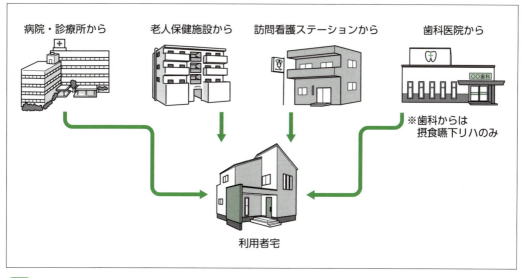

図1　訪問リハ提供者のバリエーション

小事例

ここからは訪問リハのメリットが特に活かされた事例を紹介します.

① 長時間のリハを提供できるメリットを活かして,生活範囲拡大を目指した事例

　自宅退院する人に対し,回復期では,その後の生活を見越して介護保険サービスの調整を行います.しかし,うまく在宅生活のスタートが切れる場合もありますが,想定していたような生活が送れず,閉じこもり状態になってしまうことも少なくありません.

　訪問リハは,生活の場に直接入ることで,日常生活の安定化を図ること,屋内生活から屋外生活へと発展させていくこと,社会とのつながりを取り戻していくことなどの目標に対し,具体的に働きかけることができる点がメリットです.

　ここでは,閉じこもり状態にあった人に対して,訪問STによって段階的にかかわり,自宅環境を利用しながら,行動の拡大,外出の再開につなげた事例を紹介し,訪問リハのメリットの活かし方について考えていきます.

事例紹介

cさん,60代前半,男性,脳梗塞,中等度ブローカ失語

経　　過：回復期リハ病棟でSTリハを受け,発症6ヵ月後に自宅退院した.退院後,訪問STを週1回,通所リハでPTリハを週2回利用している.しかし,閉じこもり状態となり,通院もままならなくなり,通所リハは1度行ったきり通わなくなっている.

全体所見：中等度認知機能低下〔CBA18/30点(意識3,感情3,注意3,記憶3,判断3,病識3)〕.時折ぼんやりとしており,夕方には疲れていることが多い.活動には声かけが必要で依存的.一方で楽観的.言葉については話しにくさの認識はある.

言語機能：発話は非流暢だが,高親密度語の呼称は可能.コミュニケーションは,ゆっくりと話せば日常会話は何とか可能.話すことに気後れがあり,自分から話すことはほとんどない.

Ａ Ｄ Ｌ：軽度右片麻痺.見守りから一部介助(更衣やトイレ動作に軽介助が必要).

生活状況：一軒家で妻と2人暮らし

cさんの退院直後の状況：

　社交的な性格で,定年退職後は,元の会社で非常勤として働きながら,時々友人とゴルフに行くことを楽しみに,生活を送っていた.発症後は,自発性の低下を認め,ADLでは更衣やトイレ動作に軽介助が必要であったが,妻の介護負担は少なく,大きな問題なく在宅生活をスタートすることができた.退院3日目にSTが訪問したとき,妻は「特に問題ない」と発言した.しかし,1週間後の訪問時には,朝の起床時間が徐々に遅くなっており,服装はパジャマのままで着替えずに日中を過ごしている様子がうかがえた.時々イライラし,悩んでいるようなそぶりもみられた.そのうち,通所リハに通うことを拒むようになった.

リハ方針

　cさんは退院後，通所リハに1回行ったが，それ以降は拒否を示し，行こうとはしなかった．一方で，訪問STでは人間関係をうまく作ることができ，継続することができた．若年であり脳梗塞発症からまだ半年であったこと，病前の状態が比較的保たれていたことから，今後の機能回復が見込めると考え，訪問STでは失語症に対してリハを行った．

　その結果，書字能力に向上がみられるなど効果が認められたが，会話での話しにくさに対する本人の消極的な気持ちには変化がみられなかった．妻は，家での会話には困らないが，本人の気分が滅入ってしまい，家に閉じこもった状態となっていることを心配していた．

　そこで，訪問ST介入から1ヵ月後，目標を「言語機能の回復」とともに「通所リハに通うこと」に設定し，行動範囲の拡大を目指していくことについて，家族とも理解の共有を図った．

経過

　本人の気持ちに合わせながらも，以下のような段階を踏み，少しずつ活動範囲を拡大していった．
　①玄関口に行き，外の空気を吸う
　　→理由は何でもよいから誘い出す．cさんは，しぶしぶではあるが応じた．
　②玄関の門扉にあるプランターの花に興味を感じ，見るようになる
　③家から見える公園のベンチに座る，ひなたぼっこをすることを目指す
　④STと妻と3人でひなたぼっこに出かけることができるようになる
　⑤妻と2人で病院以外の場所（買い物など）に出かけることができるようになる

本事例を振り返って

　cさんは自分から話そうとはしなかったが，買い物の際の店員から声をかけられる機会などを通じて，徐々に他者との会話に慣れていく様子がみられた．思うようには話せないものの，言えることは言おうとする様子もみられ，家族との会話と同様に話をすることができるようになっていった．毎回同じように「いらっしゃいませ」と話しかけられることに安心感があり，cさんの生活範囲の拡大につなげることができた．

　また，cさんは，目標であった通所リハの再開を果たすこともできた．訪問担当のSTは，通所リハに同行し，介護職員に対して，cさんの失語症の状態やコミュニケーションの方法を伝達した．

　その後，訪問STでは，機能リハを継続するとともに，本人と相談しながら新たな目標を「喫茶店で日常会話ができる」に設定した．目標を決める相談のために，1回60分の訪問STのうち15分を当て，決定までに1ヵ月を要した．しかし，時間をかけても自分で考え決めたことにより，その後安易に目標を放棄せず，取り組むことができた．

　その都度，小さな目標を立て達成を積み重ねていくことで，生活範囲を拡げる結果につなげることができた．

3-4 通所STと訪問STの併用

―通所のみの利用から，自宅生活での能力拡大・活動性向上のため訪問も併用した事例―

> これまで述べてきたように通所リハと訪問リハにはそれぞれメリットがあります．それぞれのメリットを理解して，それを最大限活かせるように，リハプログラムを考案していくことが重要です．一方で，その特性から通所リハのみ，あるいは訪問リハのみでは，対応に難渋する事例も少なくありません．
>
> ここでは，当初通所リハを利用していましたが，後に訪問リハを併用するに至った事例を紹介します．

本事例の特徴

本事例は，脳梗塞後に失語症と高次脳機能障害を呈しましたが，麻痺がなかったため，それらが残存したまま，急性期病院から直接自宅退院となりました．その後，外来にて失語リハを継続しましたが，発症から180日が経過し，介護保険に移行となりました．

介護保険では，当初は通所リハのみの利用で，失語リハを継続していました．しかし，家族から相談を受け，失語症の改善よりも生活自立度の向上へのニーズが高いことがわかり，自宅生活への直接的アプローチのため，訪問リハを併用することになりました．

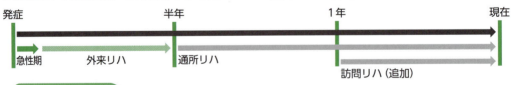

事例紹介

Cさん，70代後半，男性，脳梗塞

ＡＤＬ：運動麻痺はなく，屋外歩行自立．妻の付き添いのもと，自転車で通所施設に通う．
生活状況：妻と2人暮らし．朝の支度，お風呂に入り髪を洗う，身体を洗うなどに1時間程度かかる．
性　　格：恥ずかしがり屋で，人の手を借りたくない気持ちが強い．
介護保険：要介護3，通所リハ（ST）（1回/w）

通所開始時ST評価

通所開始時ST評価を以下に示します．外来のSTからは，本人はうまく話せないことで困っており，失語リハの継続を希望しているとの情報がありました．

> **全体所見**
> CBA：22/30点（意識4，感情4，注意4，記憶3，判断4，病識3）
> 人格・礼節は保たれて，自己身辺内容の会話は可能だが，見当識障害あり
> 失語症，注意障害，記憶障害，遂行機能障害あり
>
> **言語所見**
> 失語症：
> 　軽度喚語困難あり
> 　日常会話では，理解にあいまいさあり
> 　発話は，指示語や迂回表現が多く，相手の確認などが必要
> SLTA：
> 　理解；口頭命令に従う9/10
> 　表出；呼称15/20，動作説明9/10，語列挙5語/min
> 　本人にニーズ・病識を聞く中で「話したいが具体的な言葉が出てこない」とのコメントあり

通所STリハの経過

通所ST開始後1ヵ月は，外来にて行っていた失語リハを継続しました．しかし，徐々に妻から生活に関する相談を受けることが増加しました．本人と妻との認識に食い違いがあることがわかり，妻から話を聞くうちに，「失語症以外の問題の方が大きく影響しているのではないか」と疑問をもつようになりました．

第1期（通所開始時〜1ヵ月）
- 通所でのSTに対するCさんと妻の発言

妻　：「最近はその場の会話はできるようになったけど，細かい内容はあいまいなままである．1人で何かやってもらおうとすると，途中で混乱してしまったり，中断したりしてしまう．あと，物を置き忘れる．」
本人：「何でもできている．」
妻　：「実際はできていない．」

入浴・洗面で中断し，介助を要している．
身の回りの整理において，物が探せない，どこに置いたか忘れている．

失語症よりも高次脳機能障害によって日常生活に支障が出ているのではないかと疑問をもつ．

- 妻への指導
  家で行える環境調整として，以下のことを指導した．
  ①戸棚にラベルをつける
  ②カレンダーを利用する（予定・記録づけ）
  ③やることリストを作成する
- 1ヵ月後の通所でのSTに対するCさんと妻の発言

本人：「物忘れはほとんどない.」「家事を少しでも手伝いたい.」
　　　「(病前・週末に参加していた) グランドゴルフにまた行きたい.」
妻　：「まだ物忘れがあり，途中で止まってしまうことが多い.」
　　　「手助けをするとかえって怒る.」

第2期（2～4ヵ月）

この段階で，再評価を行い，問題点を抽出し，目標・アプローチを再検討する必要があると判断した．

- 失語症の再評価
  SLTAは変化なし．失語症は軽症化してきており，言語機能に大きな問題はない．
- Cさんの通所での様子
  短文1文ずつは理解できても，次々言われると途中でわからなくなる．
  困っていること，助けてほしいことを，その場で具体的に言えない．
  目の前の物には注意を払えるが，離れた場所に置いてある物には注意を向けられない．
  作業途中で，直前に何をやっていたか，何をやるつもりだったか，忘れることがある．

Cさんの問題点は，失語症よりも高次脳機能障害に起因することがわかってきた．検査ではなかなか明らかにならない問題を，行動観察から評価し，以下の通り問題点としてまとめた．

問題点
#1　注意の容量が狭く，一度に入る情報が少ない
#2　言語機能は高いが，場面に即して適切に表出できない
#3　行動全般に不確実さ・雑さがある
#4　自分の状態を漠然とはわかっているが，正しく認識できていない

妻への指導
①　1つ作業が終わってから短い文で次の声かけを行う
②　否定的な内容の声かけはしない

訪問STの開始と通所STの継続

　失語症，注意障害，記憶障害が影響し合い，問題点がみえにくい状態でした．妻に生活場面での援助方法を提案しましたが，声かけのタイミングや内容を伝えきれず，妻は「助けてあげたいけど，何か言うと怒られてしまう」と感じていました．Cさんの課題に通所STだけで対応することの限界を感じ，実際の場面でアドバイスすることの必要性を感じることが増えていきました．

　担当ケアマネジャーに相談した結果，訪問STの追加につながりました．訪問STでは，ひげそりや入浴場面での評価を提案しましたが，受け入れが不良であったため，まずは本人が興味を示した調理に取り組むこととし，活動を通じて認知面と日常生活の双方に働きかけることを計画しました．外出機会および集団参加の観点から，通所STは終了とはせず，両者を併用して進めることにしました．

第3期（5ヵ月〜）
- **訪問ST（調理練習）**
　妻には，物を置く場所を整え，場所を変えないように指導した．
　Cさんは，1つひとつの作業はできているが，次に何をすべきかわからなくなっていた．一方で，促されれば冷蔵庫に貼ってあるレシピや表などを見に行くことはできていた．
　このように，訪問リハでは，環境調整も直接指導し，そのまま現場で活用してもらえる．実習をしながら，1つひとつの場面に介入できる．
- **通所ST（訪問STの振り返りなど）**
　通所STでは，訪問時の振り返りを，会話・記録づけを通して行い，フィードバックしていき，その内容を踏まえた宿題も追加した．
- **訪問STと通所STの連携（図1）**
　定期的に通所担当者と訪問担当者で情報共有し，それぞれ行う課題の難易度やペース調整などの参考にした．また，通所のスタッフには，訪問指導エピソードやその他の自宅でのエピソードを尋ねながら会話してもらうように依頼した．

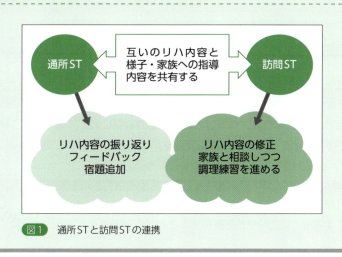

図1　通所STと訪問STの連携

本事例を振り返って

本事例は，発症から半年間，主に失語リハを受け，妻との日常会話には特に困らない状態になりました．外来リハから通所リハに切り替わった頃，失語症は軽症化しており，むしろ残存する高次脳機能障害によって，日常生活に支障が出ていることが明らかになりました．通所でのかかわりだけで，生活における課題を見極め，妻に対して適切な援助方法を指導することは難しく，日常生活の現場で対応していくために，訪問STの必要性を考えるようになりました．

通所STも，外出機会・他者との交流機会という目的で，継続しました．STリハとしては，訪問STの内容の振り返りを行い，また個別リハ以外の時間にも，認知・コミュニケーションの練習を行う機会を設けました．

併用6ヵ月後に，自宅環境は整理され，代償手段の活用を習慣化できるようになりました．妻が過剰に手助けする場面はなくなり，訪問STで練習した味噌汁の調理を毎日行うようになりました．自分にできること・できないことを分けて考えられるようになり，できることに対しては自信がみられるようになりました．

1年後にはグランドゴルフを再開し，社会参加の範囲が拡大していきました．

回復の段階で生じている問題に目を向け，ケアマネジャーらと一緒に検討し，適切に介入することで，活動性の向上を図ることができました (表1)．

表1 本事例における通所STの強みと訪問STの強み

通所だからできたこと	訪問だからできたこと
・個室にて機能評価を行う． ・訪問リハでの出来事を，翌週，自宅ではない環境で尋ね，フィードバックしながら，記憶・認知に働きかける． ・外出機会・他者との交流機会の確保，さらにはSTから他スタッフに依頼し，第三者とコミュニケーションの練習をしてもらい，自信につなげる．	・問題点を自宅で実際に確認する． ・家族の本人へのかかわり方を直接観察し，問題点を確認する． ・家族に声のかけ方・声をかけるタイミングを実際の場面で指導する．STの様子を見て参考にしてもらう． ・自宅環境・物品について，効率的な利用方法を直接指導する． ・自宅生活での一場面にて達成感につなげる．

本事例のまとめ

- 軽度の失語症と記憶障害を呈した事例に対し，介護保険でSTがかかわったことで，自立度・活動性の向上を図ることができた．
- 通所STの利点には，外出機会・他者との交流機会の確保に加え，機能評価，機能リハ，机上課題を行いやすいこと，またあえて自宅ではない環境で自宅生活について触れ，本人の認知に働きかけられることなどがある．
- 訪問STの利点には，生活現場で直接介入でき，家族を含むリハも実施できることなどがある．
- 事例によっては通所と訪問のリハを併用することが有効である．

第4章

すべての利用者の
認知機能の評価

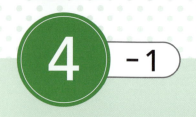

生活期における認知機能のとらえ方

生活期には高次脳機能・認知機能に障害のある人が大勢います．それを専門領域の1つとするSTは，この障害に対してどのような役割を果たすことができるでしょうか．
　本章では，生活期で必要な認知機能のとらえ方を示し，次項の事例からはSTだからこそできる認知機能へのかかわりについて考えていきます．

はじめに

　「高次脳機能」と「認知機能」という言葉の定義は難しく，厳密に定義して使用することは難しいといえます．脳卒中などで生じる個別症状は「高次脳機能障害」，認知症などで生じる全般症状は「認知機能低下」と呼ばれることが多いと感じますが（図1），言葉にとらわれず，症状を正しくとらえ，情報を発信していくことが，生活期に携わるSTの重要な仕事であるといえます（図2）．

　実際には，認知機能の評価は難しく，評価に十分な時間を取りにくい状況もあります．リハの時間を検査に取られることを望まない利用者もおり，どのように評価すればよいか悩むことは少なくありません．以上より，生活期では，行動観察から認知機能を把握することが重要になります．

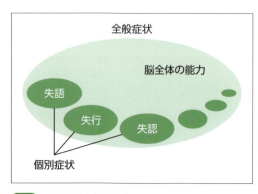

図1　全般症状と個別症状

① 高次脳機能障害の障害構造の評価
　- 全般症状の大まかな特徴と重症度
　- 特記すべき個別症状の種類
② 日常生活への影響の検討
　- 行動の確実性・不安・リスク
　- 対応・工夫の提案
③ コミュニケーションへの対応・工夫
④ （必要であれば）機能回復リハの実施

図2　STの評価の視点と発信すべき情報

認知関連行動アセスメント（CBA）

認知関連行動アセスメント（CBA）は，行動観察から認知機能を評価する評価表で，環境や時間の制約から検査が十分に行いにくい在宅でも有効な評価手段であるといえます（表1）．

MMSEや，改訂長谷川式簡易知能評価スケール（HDS-R），レーヴン色彩マトリックス検査（RCPM）などの検査では抽出しにくい環境適応能力などを評価するためにも，行動観察には重要な意味があります．

なお，運動障害の重症度によって，行動に必要な認知機能の程度が異なるので，運動について理解をしておくことはとても重要です．

表1　CBAの評価領域と視点

「意識」「感情」「注意」「記憶」「判断」「病識」の6領域を，それぞれ5点（良好），4点（軽度），3点（中等度），2点（重度），1点（最重度）の，合計30点〜6点で評価する

領域	視点	正常な状態とする評価の視点
意識	覚醒	目が覚めている．眠そうだったり，ぼーっとしていない
	易疲労性	考えることに疲れることなくエネルギーを持続できる
感情	自発性	自分から行動したり話したりできる
	感情表出	年齢相応の喜怒哀楽が保たれている
	制御	年齢相応に感情を抑えることができる
注意	選択・持続	対象に注意を向け持続することができる
	分配・転換	注意を多方向に向けたり，同時に2つ以上の作業が行える
記憶	エピソード記憶	少し前・数日前の出来事をよく覚えている
	展望記憶	予定や約束をよく覚えていて思い出すことができる
判断	自制的判断	目先の利益に惑わされず長期的な状況を考慮して判断できる
病識	障害理解	自分に生じた病気・障害・能力を理解し，できることできないことがわかっている
	適応	自分の残存能力を理解し，環境に適応できる

運動障害の重症度別　行動観察の注意点

①運動障害なし
　—単純なADLはできる．
　—行動の目的理解・正確度などから高次脳機能障害を評価する．

②軽度運動障害（軽度片麻痺，軽度失調など）
　—注意を払い工夫することで動作が可能．
　—行動・ADLに高次脳機能障害が反映されやすい．

③重度運動障害（四肢麻痺，重度失調など）
　—運動障害のために動作ができない場合は，行動からは認知機能を評価できない．
　—会話内容などから評価を行う．

全般的認知機能の重症度とADLなど

認知機能は，その人のADLに様々な影響を与えます．重症度ごとにその影響を大まかにとらえておくことは，とても有用です．認知機能から，見込まれるADLのレベルを推測し，適切な目標や生活上の注意点を情報発信することは，その人らしい生活のサポートにつながります（表2）．

ADLについて学ぶ機会がなかったSTもいるかと思いますが，ぜひ一度しっかりと学んでおきましょう．

表2 認知機能の重症度とADLなど

	認知機能の特徴	ADLなど	目標と対応上の注意点	CBAの得点の目安
良好	病前とほぼ同様に記憶や状況理解が保たれ，生活に必要となる行動が可能である． 正確で複雑な手順を必要とする動作が可能で，就業や屋外行動も検討できる． 場面ごとに適切な判断ができ，他者との正常なかかわりができる．	屋外自立 復職可能 高度な趣味	復職・屋外活動・趣味などの拡大 本人のニーズに沿う	28点以上
軽度	記憶や状況理解は概ね良好で，自力でできることが多いが，細かい記憶，込み入った動作では不十分な点がある． 環境が整った場所では自立できるが，難易度の高い場所・場面では他者の援助を借りることがある． 他者とのかかわりは概ね可能だが，どのようなときも万全ではない．	屋内自立 簡単な趣味	生活の安定・拡大 自立度の向上 自分らしい生活の実現	22～27点
中等度	記憶や状況理解は大まかにわかるが，不正確であいまいなため，発言は不確実である． 自己の状態に対し深刻さが不足しており，危険認識が不十分なため，事故につながりやすい． ADLではできることもあるが，確認不十分で動作が雑なため，見守りがはずせない．	屋内見守り 誘導・声かけが必要	危険のない生活を送る できることを自分で行う 家族の理解向上	16～21点
重度	簡単な会話は可能だが，記憶や状況理解が不良なため，つじつまが合わない． 判断力が低下し，ADLには重度介助を要すが，協力動作が出現する場合もある． 限定的な意思・感情・判断を表出する．	重度介助 部分的な食事・コミュニケーション	食事の充実 家族誘導でのコミュニケーションの拡大 快適な生活リズム	10～15点
最重度	ほぼ常時閉眼している． 働きかけに対し，反応がみられない． 顔をしかめるなどの変化がみられることがある． すべての行動に全介助を要す．	全介助 飲み込みは可能な事例もあり	環境調整 状態の維持 終末期の準備 家族支援	6～9点

※生活期で活動に影響を与える要因には，高次脳機能障害以外にも，本人の性格・習慣・価値観などがある．

全般的認知機能の重症度とコミュニケーション

STは，失語症や構音障害がコミュニケーションに与える影響を評価することには慣れていますが，認知機能の影響を見落としていることが少なくありません．

認知機能がコミュニケーションに与える影響を評価する視点を身につけ，適切なコミュニケーションの評価と対応ができるようになりましょう（表3）．

表3　認知機能の重症度とコミュニケーション

	コミュニケーションの特徴	CBAの得点の目安
良好	就労に必要な正確で詳細な表現を用いて，伝えたい内容を大きな問題なく相手に伝え，必要なやり取りができる．	28点以上
軽度	日常生活に必要な内容を大きな問題なく相手に伝え，必要なやり取りができる．高度で正確な内容を十分に伝えられないことがある．	22〜27点
中等度	日常生活に必要な情報を大まかに伝えられるが，内容が不正確，まとまらない，要領を得ない，話し相手の反応を見ない，自分本位，または意欲が伴わず聞き手の促しを要すなどにより，十分な意思疎通を図れない．	16〜21点
重度	わずかに自分の意思や感情を表出することがある．伝えたいことがまとまっておらず，状況理解が不良なため，やり取りを成立させるためには聞き手の多分な誘導や推測を要す．	10〜15点
最重度	わずかに快・不快への反応がみられることがあるが，ほとんど表出や理解が認められず，やり取りが成立しない．	6〜9点

※本表は，失語症や構音障害の影響がない場合を想定している．

生活からみえる認知機能の程度

はじめは何をみてどう判断するかわからないと感じることもあると思いますが，視点が身につくと，どの行動からどんなことが読み取れるのか，わかるようになります（図3）．どうしてその行動をとったのか，考えてみることが大切です．

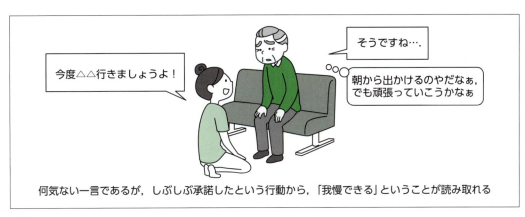

図3　生活からみえる認知機能の程度

個別症状の把握

生活期では，高次脳機能障害の評価を行うにあたり，個別症状の機能評価を詳細に行う必要がある事例は多くはなく，障害が生活に与える影響や，参加の視点を含めた総合的な評価が必要となります．

一方，発症から早期に自宅退院する傾向が強まり，機能回復が期待できる状態で在宅生活が始まる事例の増加も見込まれています．代表的な個別症状を見逃さず，対応できる力をつけることも求められています（表4）．

表4 個別症状の種類と特徴

病巣	障害	特徴
左半球	身振りの失行	失行は，失語症に伴って生じることが多く，認知機能が改善すれば予後良好である．認知症で生じ，悪化していくこともある．機能回復リハに視点をおくよりは生活が行いやすくなるようにかかわる方が効果的である．
	道具使用の失行	
右半球	左半側空間無視	左無視には，外部空間の左無視と自己身体へのボディイメージ障害とがある．左側身体の扱い不良（左半側身体失認），麻痺の軽視（病態否認），麻痺肢の不使用（運動無視）などが出現し，動作学習やADLに影響を与える．認知機能が改善すればADLが拡大することもあるので，環境調整の視点ももっておく． 右半球の損傷では，運動の維持やペースの障害，他者の意図や気持ちを推測することの障害，深刻に認識することの障害なども生じる．他の右半球症状と関連し合い，行動やコミュニケーションに影響を与える．
	左半側身体失認	
	病態否認	
	運動無視	
	運動維持困難	
	共感・推論障害	
後頭葉	視覚失認	後頭葉周辺の損傷により，種々の視覚認知にかかわる障害が生じる．見えているが何かわからない（視覚失認），道順がわからない（地誌的失見当），視線・追視・目と手の協調障害（バリント症候群），読みの障害と色名呼称障害（純粋失読）などがある．運動麻痺はないが，行動に影響が出ることがあり，見逃さないことが求められる．
	地誌的失見当	
	バリント症候群	
	純粋失読	
前頭葉	自発性低下	前頭葉が損傷されると，自発性低下や人格・感情障害を生じ，「自らやろうとしない」「我慢できない」「だらしなくなる」などの症状を呈することがある．また，創意工夫ができず，応用がきかないことがある．把握反射，本能性把握反応，道具の強迫的使用などの行為障害が，行動の妨げになる場合もある．
	人格・感情障害	
	創意工夫の障害	
	前頭葉性行為障害	

まとめ

- 高次脳機能・認知機能を評価するときは，全般症状と個別症状を分けてとらえる．
- 認知機能全体の重症度を把握できるようになり，認知機能がADLやコミュニケーションに与える影響も理解しておく．
- 個別症状について基本的な理解をもち，改善の可能性のある人を見逃さず，アプローチできるようになる．

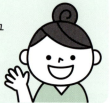

4-2 認知機能評価の重要性

―認知機能の変化に合わせて本人・家族に対応したことで，本人の生活拡大につながった事例―

認知機能は，生活期に入ってからも変化し続けることがあり，その変化は本人の生活や家族に影響を与えます．各時期の認知機能を的確にとらえておくことで，事例の特徴を理解して本人・家族にアドバイスすることができ，かかわりの方向性をつかむことができます．

本事例の特徴

本事例は，若年で脳梗塞を発症し，全失語，中等度認知機能低下が残存，ADLは見守りの状態で，回復期リハ病棟から自宅退院となりました．

退院直後は，家族の負担が大きい状態でしたが，その後，長期間にわたってゆるやかに認知機能・言語機能の改善を認め，ADLや生活範囲の拡大につながりました．

障害は軽くありませんでしたが，入院中から継続して認知機能に変化がみられ，退院後にも改善が継続しました．この変化を見逃さず，そのときにできることを積極的に促していったことも，良い変化につながった要因と考えられました．

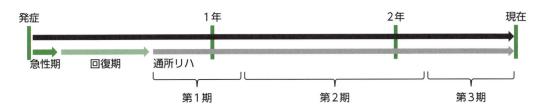

第1期 (混乱期)	通所施設の中に入れず，STと顔を合わせて帰る． 生活全般にわたり，介助～見守りを要し，家族の負担が大きい．
第2期 (安定期)	通所施設の中に入り，慣れたSTであれば個別リハを受けられるようになる． 自宅内では，テレビのリモコン操作など，自分でできることが増える．
第3期 (展開期)	通所に自主的に行こうとする．人を選ばず，ST・PTリハを受けられるようになる． 屋外での活動・参加機会が増える．

事例紹介

Dさん，50代前半，女性，脳梗塞，右片麻痺，全失語，主婦

現 病 歴：仕事中に意識障害となり救急搬送．56病日に回復期リハ病棟に転棟．180日間入院した後，自宅退院．
生活状況：夫，娘（ともに会社員）の3人暮らし
趣　　味：テレビ鑑賞，カラオケ
介護保険：要介護3，通所リハ（ST・PT）（1回/w）

通所開始時ST評価

この時期は中等度認知機能低下が残存し，思慮深い行動はできない状態でした．特に，自分が嫌なことをするときには泣いてしまい，我慢できない状態でした．一方，意思が強く自分なりの考えがある，興味があることだけには積極的になるなど，良い点もみられていました．

入院中からゆるやかな改善が継続し，若年でもあったことから，今後も回復が続く可能性があることを考慮に入れて目標を立てました．

> **全体所見**
> RCPM：25/36
> CBA：17/30点
> （意識4，感情3，注意3，記憶3，判断2，病識2）
> 表情変化は少なく，ぼーっとしている
> 感情の混乱，意欲低下
>
> **言語・コミュニケーション所見**
> 全失語：
> 　理解は単語レベルより不確実
> 　表出は常同言語と，挨拶が復唱で可能
> コミュニケーション：
> 　身辺内容で，状況判断ふまえて2文節可能
> 　発語はほとんどみられない
>
> **生活所見**
> ADLは，屋内外杖歩行見守り，更衣・トイレ一部介助
> 屋外に出かけることにやや抵抗あり

問題点
#1　自発性低下，家族に依存的
#2　失語症によるコミュニケーション能力低下
#3　活動範囲が自宅内であり，閉じこもり傾向

長期目標
1. 活動範囲拡大
2. 自発性向上，ADL自立

短期目標
1. 通所施設の玄関まで来る
2. 在宅生活に慣れる

通所リハの経過

以下に認知機能とリハの経過を示します．各時期の認知機能の特徴と重症度に着目して，できるようになったことと課題，取り組んだ内容について経過を追っていきます．

第1期（通所開始時～6ヵ月）

●通所での様子

自宅を出発するが，通所施設の玄関に到着すると不穏になり，中に入らず，欠席することもあった．家族の付き添いのもと，玄関のソファーでSTと会話をして帰るというかかわりをもち，仲の良いスタッフには笑顔を見せ，打ち解けることも増えてきた．半年かけて環境に慣れ，通所のフロアまで来られるようになった．

●家族の思い

在宅でみるにあたり介助方法に悩み，悩みを相談できる相手が欲しく，通所を継続したい希望がある．

●目標

①週1回通所に来ることを生活習慣にする．
②家族の良き相談相手になる．

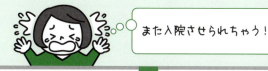
また入院させられちゃう！

第2期（6ヵ月～1年半）

●能力

中等度認知機能低下〔CBA：19/30点（意識4，感情4，注意3，記憶3，判断3，病識2）〕
生活：

ADLに変化はないが，テレビ番組のテーマソングが流れると口ずさむ．

テレビのリモコンを操作して番組を選び，テレビに集中し，少し目が離せるようになる．

コミュニケーション：

身辺内容の理解は良好．

「鏡」「いちご」など，なじみのある簡単な単語を話すようになる．

●通所での様子

通所に来ることに慣れ，フロアまで来られるようになり，欠席がなくなった．またSTリハに応じ，一定の時間集中して取り組めるようになったが，慣れたスタッフでないとリハに取り組めなかった．笑顔が出るようになり，顔なじみの通所利用者と挨拶する様子がみられるようになった．

- ST リハの内容
  簡単な挨拶を復唱で言う，図形模写，写字練習，単語の読解，歌唱（童謡）
- 家族の思い
  本人が精神的に安定し，危険な行動がなくなり落ち着いた生活を送れるようになって，安心し始める．運動の練習もして，屋外の活動範囲を拡げたいと思うようになる．
- 目標
  ST リハを20分行い，機能・能力向上を図る．

うちに帰れるなら，通所リハに行ってもいいかも…．

第3期（1年半〜2年）

- 能力
  軽度認知機能低下〔CBA：22/30点（意識4，感情4，注意4，記憶3，判断4，病識3）〕
  生活：
  　　自宅ではトイレが自立．
  　　出かけたい場所がテレビに映ると指差し，日曜日になると「外出したい」と言うなど自発的な行動が出てきた．
  コミュニケーション：
  　　お茶が欲しいときは身ぶりで伝え，外出先においてはトイレのマークを指差してトイレを訴える．
  　　お笑いのまねをして，家族を笑わせ，相互的な関係が築かれ始める．
- 通所での様子
  決まったスタッフでなくともリハに取り組めるようになった．またPTリハを開始し，歩行練習に取り組めるようになった．
- ST リハの内容
  単語の復唱，七夕の短冊を書く，歌唱（好きな歌手の歌）
- 家族の思い
  病前に行っていたコンサートに行かせてあげたい．
- 目標
  ①家族と屋外を歩く練習をし，活動度を上げ，時間の長い外出ができるようにする．
  ②復唱を可能にし，安定して発語する機会を設ける．

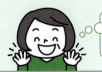

今日は通所リハに行く日だ！

本事例を振り返って

　本事例は，若年の重症例でしたが，時間をかけて環境に適応することができ，活動範囲が屋内生活レベルから屋外に拡がり，もともと行っていたコンサートに出かけられるようになりました．在宅では1人で行えることが増え，家族の負担感が減りました．通所リハに通うことが，家族以外の人と会い，自宅以外の環境に出かける機会となり，認知機能回復の促進につながったと考えられました（表1）．

　また家族にとって，相談できるスタッフがいることは，「見守ってくれる場」があるという安心感となり，在宅生活の継続につながりました．

　本事例の特徴として，初期はすぐ泣いてしまい我慢ができず，感情の低下が行動に影響を与えていましたが，興味があることだけには積極的になる面もありました．感情に寄り添い，やる気を引き出せるようにかかわることで，注意や記憶に改善がみられ，ADLが向上していきました．最終的には，病識や判断にも良い変化がみられ，部分的ではあっても自立して行えることが増えました．CBAを用いることで，事例の認知機能の変化をわかりやすくとらえることができ，長期的な回復の様子を理解することができます．

表1　認知機能（CBA）を中心としたDさんの経過

	意識	感情	注意	記憶	判断	病識	合計	Dさんの様子
回復期リハ病棟入院時	3	2	2	2	2	2	13（重度）	感情失禁あり．リハの意味が理解できず，全般的に認知機能低下あり．失語症による理解障害は重度であった．
通所開始時	4	3	3	3	2	2	17（中等度）	感情が落ち着き，移乗や歩行動作が可能であった．しかし，注意や危険判断が不十分であり，自立はしていなかった．
現在	4	4	4	3	4	3	22（軽度）	穏やかになり，限定された範囲であれば自立でき，数時間であれば留守番ができるようになった．屋外の活動範囲が拡がった．

本事例のまとめ

- 認知機能障害が中等度低下から軽度低下に改善した．その結果，精神的な自立度が高まり，自宅内で目を離せる時間ができ，家族の負担が軽減した．また，ADLが見守りレベルから整った環境であれば自立できるようになった．
- 認知機能の変化を追うことは，その時々で適切な対応をすることや，家族に具体的な説明を行ううえで，とても重要である．
- 認知機能の改善に合わせて，リハの時間以外の活動に目を向け，在宅でのかかわり方，活動範囲の拡大に向けての提案を行う．

第5章

これからの生活期失語リハ

5-1 失語症に対する生活期ST

> 言語機能に直接働きかけができる唯一の専門職であるSTにとって，失語症は特別な障害であるといえます．STは失語症を理解し，機能・能力の回復を図り，失語症者の生活や人生を援助できる存在でなければなりません．
> ここではまず，生活期失語リハを進めるうえで，心得ておくべきポイントをまとめていきます．

失語症に対する生活期STのポイント

生活期失語リハに携わるうえでのポイントを図1に示します．ミクロからマクロに拡がるSTの領域をバランスよくとらえる力を身につけてほしいと思います．

```
①言語機能の理解の重要性を認識する
②回復の特徴を理解する
③コミュニケーションの援助ができる力を身につける
④機能から活動・参加へ展開する力を身につける
⑤家族の状況をとらえ，適切に対応する
⑥心理的な状態を理解し，適切に対処する
```

図1　失語症に対する生活期STのポイント

言語機能の理解の重要性を認識する

失語症は難解な障害で，障害構造を正しく理解することは容易ではなく，養成校で得た知識・経験では適切な評価・アプローチが行えないことは少なくありません．生活期に従事していると，機能よりも活動・参加が重視され，コミュニケーションや心理的課題が主な問題となることも多く，言語機能の理解が軽視されてしまうこともあります．

しかし，失語症に直接働きかけができる唯一の専門職として，言語機能の分析ができることはSTの責務であり，誇りとすべきことであると改めて認識しましょう．

今後，医療機関に入院できる期間は一層短縮化し，生活期失語リハの役割はさらに大きくなっていきます．失語症を学び続ける姿勢をもち，わからないことはそのままにせずに取り組み，"失語症がわかる"STになりましょう．

回復の特徴を理解する

失語症は長期的に回復することが知られるようになりましたが，誰もがみんな回復するわけではありません．回復につながる要因として，①若年であること，②認知機能が良好であることが知られており，③本人に意欲があること，④家族の協力など環境が整っていることなどの影響も受けます．

若年例では，初期に認知機能の低下があっても，長期的には回復を示す事例を多数みかけます．言語機能に回復がみられなくても，代償手段の利用などによってコミュニケーションの拡大を図ることは十分に見込めます．反対に，機能回復が見込めない事例に対し，機能リハを延々と続けることは望ましいとはいえません．

個々の事例に合った適切な対応をするためには，失語症者の長期的な経過の特徴を知っておくことが必要です．

コミュニケーションの援助ができる力を身につける

機能障害の種類や重症度にかかわらず，その状態で可能なコミュニケーション方法を提案することは，STの重要な仕事です．最良のコミュニケーション方法を提案するためには，失語症や認知機能低下などの機能障害の評価だけでなく，本人の性格，心理面の課題，コミュニケーションパートナーの能力，自宅環境など，包括的な評価が必要です．

コミュニケーションは，情報の伝達にとどまらず，気持ちの確認や共有，関係性の保持にもつながることを理解し，実施可能で実用的な方法を提案できるようになりましょう．

機能から活動・参加へ展開する力を身につける

生活期に従事するSTに求められるスキルとして，機能・活動・参加の問題点を見極め，「今，何にアプローチすべきか」を考える力があります．しかし失語症では，機能回復がなだらかに続くため，本人・家族だけでなくSTも，機能回復に固執してしまうことがあります．

生活期での支援では，必要に応じ言語機能の回復を目指しながら，常にコミュニケーションの状態に目を向けると同時に，その人が生きている意味を考え，取り組みの提案をしていきましょう．本人の性格・趣味などに着目し，大切にしているもの，こだわっているものを理解しておきましょう．

障害を負っても，その人らしく輝いて，幸せに生きていくことが可能です．STは，そのことを見失うことなく，支援していきましょう．

▶ 家族の状況をとらえ，適切に対応する

　失語症は，外からはわかりにくく，家族であっても理解できないことが少なくありません．障害を受け入れられない場合があることは，家族も同様です．しかし，経過を追って理解を深めた家族の中には，ST以上に上手にやり取りをしたり，言いたいことを推測できたりする人もいます．これには病前からの家族関係が影響を与えることがあります．

　失語症者にとって，家族は環境要因の重要な一部です．家族が良いコミュニケーションパートナーになることは，失語症者の生活にとても大きな影響を与えるといえます．家族を含めた目標やアプローチを考えることが必要です．

▶ 心理的な状態を理解し，適切に対処する

　言語機能を損なうことは，人間としてのアイデンティティや尊厳にかかわることであり，人生の途中で失語症になった人たちの心理的ショックは，はかり知れません．入院中あるいは退院後に抑うつ状態を呈し，以前の知り合いに会う気持ちになれず，外出の機会が減り，閉じこもりがちになることは少なくありません．一方，このような悪循環を断ち切り，前向きな気持ちを取り戻し，再び活動的な生活を行っている失語症者も多くいます．

　STは，失語症者にみられやすい心理的課題を知り，それが解決に向かうきっかけを一緒に探していくことが求められます．この問題については，5-5「失語症者の心理とSTの果たすべき役割」でさらに詳しく考えたいと思います．

まとめ

- ●失語症の構造理解を深め，言語の専門家としての役割を果たそう！
  - ・失語症に直接働きかけができる唯一の専門職であることの自覚と誇りをもつ．
  - ・失語症を学び続け"失語症がわかる"STになる．
- ●失語症の回復特徴を理解し，その人に合わせた適切なかかわりをしよう！
  - ・退院後の機能回復の継続，若年者の数年にわたる長期的回復を知る．
  - ・誰もがみんな回復するわけではない．
- ●コミュニケーションの状態を把握し，今できる最良のコミュニケーション方法を見つけ出そう！
- ●機能回復に固執するのではなく，活動・参加の視点をもとう！
- ●家族の状況をとらえ，適切に対応しよう！
  - ・家族の障害への理解や受け入れを援助していく．
  - ・家族を含めた目標・アプローチが必要になることもある．
- ●失語症者にみられやすい心理的課題を知ろう！
  - ・失語症の発症後は抑うつ状態になることがあり，適切に対処する．

5-2 失語症に対する通所STでの介入例
―発症早期にリハに拒否的だった人の回復を支えた事例―

　通所施設に勤務するSTは失語症事例にかかわる機会が少なくありません．事例の状況は1人ひとり異なり，かかわる目的も変わってくるので，その人ごとに的確な目標とかかわり方のポイントをおさえることが必要です．
　ここでは，心理的な要因により回復期リハ病院入院中に機能回復リハに取り組めなかった失語症者に，発症2年後から通所リハにてかかわった事例を紹介します．

▶ 本事例の特徴

　Eさんは，人前で話したり，ものを読み書きしたりすることが好きだったために，失語症を生じたときのショックはとても大きく，回復期リハ病院入院中は病気を受け止められず，リハへの拒否が続きました．その後利用した訪問リハでも，STが訪問することには拒否はなく，STに好きな音楽を聞かせたり，お茶をふるまったりしましたが，失語症に対する機能回復リハには応じようとしないまま，時間が経過しました．

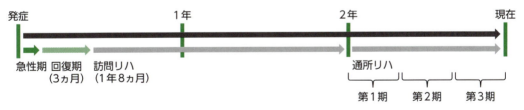

事例紹介

Eさん，60代，男性，脳梗塞

現 病 歴：脳梗塞を発症．運動麻痺は認めず，失語症を生じた．発症1ヵ月後，回復期リハ病院へ転院．退院後，訪問リハを利用．発症2年後，通所リハに変更．
生活状況：妻と2人暮らし．会社員として定年を迎え，趣味の読書・将棋・旅行などを楽しんでいた．
性　　格：明るく人と話すことが好き．繊細な面もある．

回復期リハ病院からの申し送り情報：
「初期は音韻性錯語と新造語が出現し，ウェルニッケ失語とも判断できたが，検査に応じてもらえなかったため，詳細は不明．その後新造語は消失し，理解にも明らかな障害がなかったため，伝導失語に近いと思われる．」

通所開始時ST評価

Eさんは介護認定の変更に伴い，訪問リハから半日利用の通所リハへと変わることになりました．

特に抵抗感はなく，通所リハが開始になりました．初回面接時，Eさんにはかつての拒否的な様子はみられませんでしたが，落ち着きがなく，会話時には自信のなさが見受けられました．

> **全体所見（会話および観察から）**
> CBA：25/30点（意識5，感情4，注意4，記憶4，判断4，病識4）
> 人格・礼節は保たれ，記憶・見当識も良好
>
> **言語所見（SLTAを抜粋して実施）**
> 理解は良好．呼称は9/20と中等度喚語困難あり．誤り方は音韻性錯語と接近行為．書称は漢字単語3/5，仮名単語2/5．仮名で音韻性錯書が出現．中等度の伝導失語と考えられる．
>
> **その他の状況**
> 他者に自ら話しかけようとはしないが，1対1の場面では気さくに話に応じることもある．ADLは問題なく自立．外出することはなく，1日中自宅で過ごす．

目標設定

Eさんは，重度の失語症ではなく，特に呼称においては音韻性錯語により正答には至りませんが，語が想起できている場合もありました．発症から2年が経過しているものの，これまでSTリハに積極的に取り組んでこなかった経過を考えると，機能的アプローチによって失語症が改善することが期待されました．

また，もともと他者とかかわることが好きだったEさんが少しずつ変化を見せ始めていることから，通所施設の中でのコミュニティーへの参加を促し，コミュニケーションの改善や社会参加につなげていくことを検討しました．

長期目標
1. 昔の友人や趣味の仲間との交流を一部再開する
2. 自分らしさを取り戻し，主体的に生活を送る

短期目標
1. 音韻性錯語の軽減と呼称の改善
2. 会話時の発話能力の改善
3. 通所施設の他利用者やスタッフとかかわりをもつ
4. 通所施設内で何らかの役割をもつ

第5章 これからの生活期失語リハ

通所リハの経過

以下，通所におけるEさんへのかかわりを3期に分けてまとめます．なお，かかわりは，STが中心となって行った失語症に対する機能回復リハ（左）と，フロアの介護スタッフが中心となって行ったフリーの時間でのかかわり（右）の2つに分けてまとめます．

第1期（通所開始～3ヵ月）

- 失語症に対する機能回復リハ
  - モーラ分解・抽出検査の実施（4モーラまで可能，5モーラで崩れる）
  - 音韻リハ，仮名書字練習
  - 会話

「言う練習」や「書く練習」への拒否はなく，「こういうの練習したほうがいいな」との発言あり．音韻障害に気がつくことで，注意深く話すようになる．

- フリーの時間（集団）でのかかわり
  - 世話好きなFさんに，お茶の時間に声をかけてもらうように依頼．
  - たまたまFさんも将棋が好きで，Fさんから誘ってもらうと応じるようになる．

自らFさんを探し，将棋に誘うようになる．Fさんとであれば，自分のことなども話すようになる．

第2期（4～6ヵ月）

- 呼称が13/20に改善
- 書称も漢字単語4/5，仮名単語4/5に改善
- 漢字の仮名ふり課題を宿題でも実施

「今年は仲の良い友人に年賀状を書いてみる」との発言あり．文字の間違いがないかをSTに確認する．

- Fさんと仲の良い他利用者とも話をするようになる．
- 介護スタッフに自ら話しかけるなど，本来の人懐っこさが感じられるようになる．

歩行障害のある他利用者のためのお茶を運ぶなど，通所施設内で一定の役割を担うようになる．

第3期（7～9ヵ月）

- 呼称が15/20に改善
- 短文の書き取りも1/5→3/5に改善
- 会話での音韻性錯誤も減少

「久しぶりに昔の友人に会ってみた」と話す．日記をつけ始める．

- 「言葉がよくなったね」と言われ，喜ぶ．
- 話すことに自信が出てきて，買い物などがしやすくなったという．

レクリエーション大会で司会を依頼され，引き受ける．無事にやり遂げる．

最終ST評価

以下に最終ST評価の結果を示します．機能的アプローチと通所施設内でのコミュニティーの活用により，全般的な改善をみることができました．

> **全体所見**
> CBA：27/30点（意識5，感情5，注意4，記憶5，判断4，病識4）
> 自分にできることとできないことをよく認識し，できることは積極的にやろうとする．
>
> **言語所見**
> 伝導失語（軽度）．軽度喚語困難が残存し，言いたいことを詳細に伝えることはできないが，別の言い方に変更することで内容を伝達することが可能．
>
> **生活状況**
> 「買い物に行く」「旅行に行く」「友人に会う」などが可能になった．
> 活動範囲が拡がり，生活に自信が生まれた．

本事例を振り返って

　失語症が重度ではなく，認知機能や意欲が保たれていたEさんは，発症2年後からの機能回復リハによって，言語機能に変化がみられ，明らかな改善を示しました．

　Eさんにとって，通所施設は重要な生活の場所になっていました．世話を焼いてくれたFさんのおかげで少しずつ場に参加できるようになっていきましたが，特に言葉が改善したことを褒められたEさんは，その後自分から会話に参加できるようになりました．自信がもてたことで，他利用者の援助を行うなど，通所施設の中で一定の役割がもてるようになりました．最終的には，レクリエーション大会で司会を務めることができ，もともと得意であった「話すこと」を取り戻していきました．

　失語症は長期に回復することが知られており，また様々な心理的課題を引き起こします．Eさんのような事例に対し，生活期リハの役割はとても大きく，的確な評価・目標・アプローチにより，効果をあげることはとても重要です．

本事例のまとめ

- 発症2年後から通所施設に通うことになったEさんに適切なかかわりを行ったことで，失語症を改善でき，社会参加の点でも効果をあげることができた．
- 何らかの要因により回復期に集中的なリハが実施できないことは少なくなく，生活期リハの果たす役割は大きい．
- 通所リハでは，個別リハでの機能的アプローチとともに，通所施設内に生じるコミュニティを利用し，参加の観点をもってかかわることも有効である．

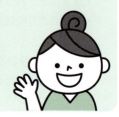

5-3 失語症に対する訪問STでの介入例①
―描画の活用により伝達能力・意欲の拡大を図った重度失語症事例―

　訪問リハの長所としては，自宅での本人と家族のコミュニケーションに介入できること，自宅にあるものを利用できることなどがあげられます．
　ここでは，発症から2年経過した時点で通所リハから訪問リハへ移行となり，それまでは受身的で限られた言語リハにしか応じなかったところ，訪問リハの介入により「描画リハ」を受け入れ，家族とのコミュニケーションが拡大した事例を報告します．

▶ 本事例の特徴

　Gさんは，脳梗塞により重度の失語症と認知機能低下を呈し，それが残存したまま発症6ヵ月で回復期リハ病院から自宅退院，その後通所リハ（ST・PT）を利用しました．コミュニケーションにかかわるリハは受け入れず，理解課題にしか取り組めない状況でした．発症2年後に，家族の希望から，通所STが訪問STに変更となりました．

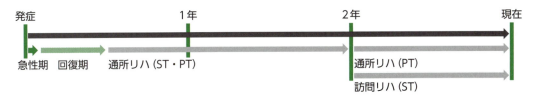

事例紹介

Gさん，70代前半，男性，脳梗塞

ＡＤＬ：右片麻痺（Brs.：上肢Ⅱ，手指Ⅱ，下肢Ⅲ）．杖歩行にて見守り〜一部介助．
生活状況：妻と2人暮らし．基本的には自室で過ごし，必要なときに声で妻を呼ぶ．
性　　格：社交的，かつ外出やスポーツを好み活動的．
介護保険：要介護3，通所リハ（PT）（2回/w），訪問リハ（ST）（1回/w）

▶ 訪問開始時ST評価

訪問リハでは，本人の受け入れの良い機能リハを行いながら，適宜，非言語機能の評価を行ったところ，描画が一部可能であることがわかりました．

> **全体所見**
> 　中等度認知機能低下〔CBA：20/30点（意識4，感情4，注意3，記憶3，判断3，病識3）〕
> 　人格・礼節は保たれている
> 　家族に依存的で，受身的な生活
> 　観念運動失行あり
>
> **言語・コミュニケーション所見**
> 　失語症：
> 　　理解は単語から不確実
> 　　発話は常同言語と慣用句のみ
> 　描画能力：
> 　　単純な図形模写は可能
>
> **妻とのコミュニケーション**
> 　簡単な質問に対しては「Yes-No」で返答．行きたい場所，欲しい物は指を差して示し，妻が時間や状況から推測して対応．やり取りが成立しないこともあったが，その場合，妻はあきらめてしまっていた．

▶ 問題点抽出・目標設定

評価結果と妻からの聴取をもとに，囲みで示す問題点と目標をもって，リハプログラムを立案していきました．①失語症は重度で今後の機能的回復は見込めない，②認知機能は低下しているが重度ではない，③課題の流れで描画を促すとしぶしぶながら取り組めた，④描画が一部可能で褒めると次にも描いてくれた，の4点からコミュニケーションにかかわるリハの導入が可能と判断し，描画リハに取り組みました．

問題点
#1　指差しのみで身辺的なやり取りにとどまる
#2　コミュニケーション課題への拒否
#3　描画は可能だが日常生活に活かせない
#4　妻が本人の言語能力を把握できていない

長期目標
1. 描画を日常コミュニケーションで利用する

短期目標
1. 描画能力の向上
2. 描画能力に気づく
3. 妻に本人の能力を知ってもらう

絵か…．
まぁ…，やってみるか．

訪問STリハの経過

以下に経過を示します．描画能力を向上させること，自分の描画能力に気づいてもらうこと，描画を会話の中で実践することのように細かく段階を踏んで取り組んでいきました．

第1期：描画能力の向上
描画は単純な物であれば判別できるレベルであった（図1）．模写課題に対しては拒否なく導入でき，うまく描けていることを繰り返しフィードバックしたことで，描画の精度が向上した（図2）．

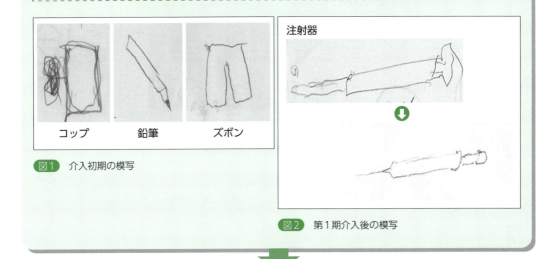

図1　介入初期の模写

図2　第1期介入後の模写

第2期：描画による伝達体験
「描画で伝わる」ことに気づいてもらうためにPACE課題を実施した．自分の描いた絵が人に伝わる体験をすることで，Gさんは自己の描画能力に気づくことができた（図3）．

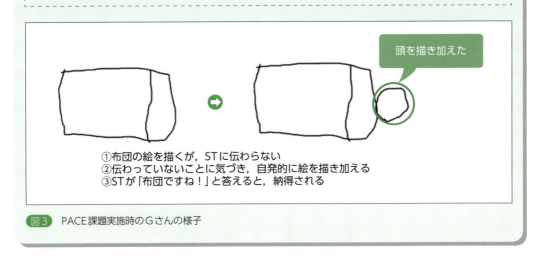

頭を描き加えた

①布団の絵を描くが，STに伝わらない
②伝わっていないことに気づき，自発的に絵を描き加える
③STが「布団ですね！」と答えると，納得される

図3　PACE課題実施時のGさんの様子

> **第3期：妻との会話での描画の活用**
> 　Gさんが会話の中で描画を使用することを期待して，妻に常に紙と鉛筆を準備しておいてもらったところ，会話の中で描画の活用がみられた（図4）．妻も「何が言いたいかわかったんです！」と喜んでいた．

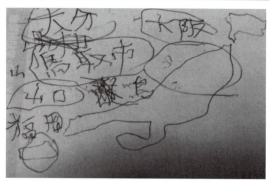

・妻とテレビで旅行番組を見ているときに，自発的に日本地図を描き，病前に行きたいと話していた旅行先である九州を描き入れた
・曜日を系列的に書いて，通所リハのある日を妻に確認した

図4　妻との会話での描画の活用

家族を含めたアプローチ

　Gさんの妻はとても協力的でしたが，通所STに通っていた時期には，Gさんが妻の同席を嫌がったため，リハ見学を行っていませんでした．そのため，Gさんのコミュニケーション能力に関して，十分には理解できていない状態でした．

　訪問STが開始され，リハのときは同席してもらうよう依頼すると，毎回参加するようになりました．Gさんは，はじめは少し気にしていたものの，特に問題なく妻の見学を受け入れました．STは，妻のGさんへの理解を深めてもらうこと，Gさんと妻のコミュニケーション機会を作ることを意識しながら，リハを進めました．

　Gさんに描画の練習を導入した際には，妻にも見てもらいました．また，PACEは妻にも参加してもらって実施しました．妻はGさんの描いた絵を興味深く見つめ，STと一緒に考えました．Gさんには，自分の言いたいことが相手に伝わる体験をしてもらい，STだけでなく妻にも伝わることを感じてもらいました．

　妻には，常時，紙と鉛筆を用意しておいてもらい，STリハ以外の時間でも，絵を描いて何かを伝える機会を作るように，取り組んでもらいました．上記の地図と地名を描いてくれたときは，タイミング良く紙を用意することができ，本人が言いたかったことを理解することができたため，妻自身もGさんと一部でもやり取りが成立するようになったことを喜んでいました．

本事例を振り返って

本事例は，重度失語症と中等度認知機能低下を呈し，注意・記憶・判断などに中等度の低下を認め，言いたい内容を十分に伝えることは困難でした．しかし，紙が用意され描くように促されると，推測により何を指しているのかわかる絵を描くことができるようになり，描画をコミュニケーション手段として，一部使用できるようになりました．

重度失語症者に，描画の導入を検討する場合，描画能力とともに，認知機能を正しくとらえ，的確なゴールを置くことが重要です．Gさんは，描画によってコミュニケーションの自立は困難でしたが，言いたいことが伝わる機会が増え，妻がそれを喜ぶ結果につながり，成果があがりました（図5）．自宅でリハを行うことで妻にもSTリハに参加してもらうことができ，訪問リハのメリットを存分に活かすことができました．

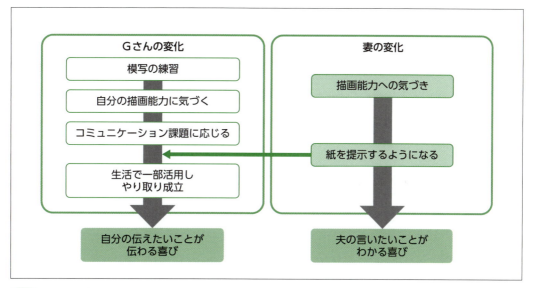

図5　Gさんと妻の変化

本事例のまとめ

- 訪問リハにおいては，家族への介入が病院に比べて行いやすく，リハに積極的に家族を交えることが重要になる．
- 機能回復が見込めない場合，残存機能をしっかりと評価し，生活の中で活用できる能力を見つけ出し，拡大させる．
- 本事例では，描画によるコミュニケーションが，自立はしなかったが，誘導により一部使用可能となった．リハプログラムを立案する場合，正しく認知機能を見極めることが大切である．
- 家族にもリハに参加してもらうことができ，本人と家族のコミュニケーションについて，改善を図ることができた．

5-4 失語症に対する訪問STでの介入例②
―発症9年後に初めて言語リハを行った事例―

　失語症者は，STの数が増えたことで，入院中には言語リハを受けられる機会が多くなりましたが，生活期では十分に言語リハを受けられていない現状があります．
　ここでは，発症9年後に初めて言語リハを行った事例を紹介します．STとして，失語症による機能障害への理解と回復，そして生活全般の評価と調整に対して，責任がありました．その双方の観点から振り返り，地域で求められるSTの役割についても考えていきます．

本事例の特徴

　本事例は，運動麻痺はなくADLが早期に自立したため，発症1ヵ月後，急性期病院から直接自宅退院となりました．話せない自覚はあるものの，どうして話せなくなったのかはわからないまま，9年間にわたって過ごしていました．発症9年後，生活援助目的でホームヘルパーの利用開始とともに，訪問STが開始となりました．

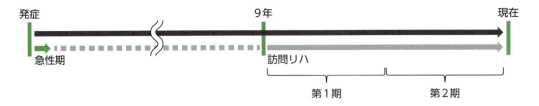

事例紹介

Hさん，60代前半，女性，脳出血

現病歴：9年前に脳出血を発症．1ヵ月で自宅退院．
Ａ Ｄ Ｌ：運動麻痺はなく，独歩自立で，公共交通機関を利用して1人で通院．
生活状況：集合住宅にて軽度認知機能低下（MCI）の夫と2人暮らしで，会話はほとんどない．

家事は，掃除が十分に行えず，部屋が乱雑．食事はスーパーで惣菜を購入．バスに乗った際，乗客から外国人と間違われてショックを受け，通院と惣菜購入以外は閉じこもりの生活．
性　　格：もともとは明るい．
介護保険：要介護1，訪問看護（1回/w），ホームヘルパー（2回/w），訪問リハ（ST）（1回2単位/w）
主　　訴：「言葉がしっかりと話せるようになりたい．自宅での生活に楽しみがもてない．」

訪問開始時ST評価

　Hさんは，発症から時間が経過している一方で，STリハを受けたことがなく，言語機能を的確に評価する必要がありました．同時に生活面にも課題があり，本人・家族・ケアマネジャーからの情報をもとに，評価を行っていきました．

> **全体所見**
> 　CBA：22/30点（意識5，感情4，注意3，記憶4，判断3，病識3）
> 　人格・礼節は保たれている
> 　身辺レベルの問題解決は概ね可能
> 　内服管理・部屋の片づけなどは困難
>
> **言語所見**
> 　日常会話の理解は可能．発話量は少なく，平均発話長は2〜3文節．中等度喚語困難を認めるが，身振りで代償できる語が多い．また，検査や会話にて，音韻性錯語と接近行為を認める．以上から，失語症タイプを「伝導失語」と想定した．
>
> **生活上の問題**
> 　失語症により十分に意思伝達ができない．
> 　障害（失語症病態）理解ができておらず，また外国人に間違われ，自己評価が低い．
> 　ADLは何とか自立しているが，主婦としての役割を担えない．
> 　通院と惣菜購入以外では外出しない．
> 　内服管理ができず，健康管理が行えない．

問題点抽出・目標設定

　大きく以下の2つに分けて考えました．

1）言語

　発症から9年経過している一方で，①STリハを受けたことがないこと，②認知機能に著しい低下がないこと，③60代前半と高齢でないことから，言語機能の回復の可能性を想定しました．

　失語症評価としては，自発話が少なく，発話の流暢性評価が難しく，タイプについても悩みました．中等度喚語困難を認め，復唱障害，音韻性錯語が認められたことから，伝導失語を想定し，呼称や書称を中心とした機能回復リハを行うことにしました．特に本人が

意欲を示した仮名書字課題を宿題に設定しました．一方で，これまでほとんど人と話さない生活をしてきていたため，話すことの楽しさを感じられるように，会話練習にも力を入れることにしました．

2) 生活

Hさんは，人格・礼節が保たれ，ADLは自立しており，明らかな認知機能の低下もありませんでしたが，情報量が多くなると混乱したり，順序良く処理したりすることができず，軽度の認知機能低下があると判断しました．

日々の生活では，STの訪問日を忘れる，薬を飲み忘れる，台所にインスタント食品が山積みになっているなど，良い状況とはいえず，またほとんど外出せず閉じこもりに近い状態になっていました．これらの問題に対しては，生活環境や生活習慣など生活基盤を訪問看護師やホームヘルパーと連携して整え，改善に向けて取り組んでいくことにしました．

問題点
#1　喚語能力の低下
#2　会話に対して消極的
#3　生活環境を整えられない
#4　健康管理が行えない
#5　生活範囲の狭小化

長期目標
1. 他者とのコミュニケーションの活性化
2. ホームヘルパーの援助を受けて，一部主婦としての役割を担う

短期目標
1. 発話意欲・能力の向上
2. 薬の飲み忘れをなくす

▶ 訪問STリハの経過

以下に訪問STリハの経過を2期に分けて示します．

当初は慣れない相手が自宅に訪問することに戸惑いがみられましたが，介入から2ヵ月が経過した頃，「いろいろな人が家に来てくれて嬉しい」と気持ちの変化がみられ，発話量が向上していきました．STが訪問すると，自ら家でのことを話そうとする様子もみられました．

6ヵ月後，「デイサービスに通いたい」と申し出があり，利用を開始することになりました．昔の友人に会って話をする機会をもつなど，閉じこもり生活にも変化がみられるようになりました．

第1期（訪問開始時〜6ヵ月）

● 言語
- 言語機能回復リハ（喚語能力向上，音韻想起，仮名書字向上）
- しっかりと話してもらう機会の確保
- 本人の障害理解への援助

発話量が増加し，音韻性錯語より語性錯語が目立つようになった．

● 生活
- 内服管理
　壁かけカレンダーを使用し，訪問看護師，ホームヘルパー，訪問STが，サービスの入らない期間分のみ薬をセット．臨時処方されたものは自己判断で飲まないことがあった．

第5章 これからの生活期失語リハ

- 言語リハの振り返り

  発話量が増え出した頃，語性錯語が増加した．そこで，Hさんは「伝導失語」ではなく「ウェルニッケ失語」であったと再評価した．もともと発話量は少なくなかったが，外国人と間違えられるなどの経過から話をしなくなり，廃用による発話量減少が生じたと推測された．

- 生活介入の振り返り

  長年の生活習慣から行わなくなってしまったことが，できるようになることを，目標として共有した．それには，訪問看護師，ホームヘルパー，訪問STの連携が必要であり，サービス担当者会議で情報共有を行い，協力し合ってHさんへの援助を進めていくこととした．

失語症タイプを再評価し，リハ内容の見直しを行った．音韻中心のプログラムに理解課題も取り入れ，意味を賦活することを心がけた．訪問ST開始以降，発話量の向上がみられ，これまでほとんど話すことのなかった夫とも会話が増えるなど，変化していることがわかった．また，部屋の中が片づき，生活リズムが整ったことで，自信を取り戻すことができ，長年会っていなかった友人と会おうとするという変化もみられた．

第2期（6ヵ月～1年）

- 言語
  - 言語機能回復リハ（同カテゴリー語の呼称など意味の賦活を意識したリハ）
  - 日々の出来事を説明してもらう
  - 他者とのコミュニケーション意欲向上への援助

- 生活
  - 内服管理

    壁かけカレンダーへのセッティングは要介助だが，薬への意識が高まり，飲み忘れがなくなった．自己判断で飲まない薬がなくなった．

会話内容に変化がみられ（表1），「デイサービスに通いたい」と訴えるようになった．

表1 発話内容の変化

訪問開始時 （失語についての質問）	「どうして話せないのか？」 「周りに同じ病気した人がいるが，話せている．」
2ヵ月 （STへの質問）	「どこで仕事をしているの？」 「自分みたいな話せない人に他にも会ったことがある？」
6ヵ月 （家族の話し）	写真を出して自分の昔の話や孫の話をするようになる．孫が修学旅行で買ってきてくれたお土産を見せてくれる．
1年 （自分の話し）	デイサービスでの出来事や，友人と会ってご飯を食べに行ったことなどの話をするようになる．

- 言語リハの振り返り

　Hさんは，誰に対してもよく話すようになり，そのことが意欲の活性化につながり，生活にもメリハリが出てきた．中等度の喚語困難は残存したが，言い間違いは気にせず積極的に話すことを誘導し，他者とやり取りができることの楽しさを優先した．

- 生活介入の振り返り

　自らきちんと生活しようと努力している様子がみられ，間違いが減っている様子も見受けられた．外出の機会が気持ちの"張り"になり，生活が良い循環へと変化した．

第1期には生活上の誘導・援助が必要であったが，自力でできることが増えていった．リハの目標は，生活やコミュニケーションの援助から，本人がしたいと思うことを支援していくという方向へ転換していくことができた．失語症に対しては，本人の理解を深め，できることは自信をもって行い，気おくれせず話をしていくように働きかけた．

本事例を振り返って

　本事例は，外国人に間違われた経験から話すことに自信がもてず，9年間にわたる「話さない・話せない」環境が，失語症者の発話特徴をも変化させてしまうことを示した事例でした．発症9年後にSTがかかわった際，流暢ではあるが発話量が少なく障害がみえにくい状況でしたが，かかわりの中で発話量や発話特徴が変化し，ウェルニッケ失語であることがわかりました．その後，障害特徴に合わせたかかわりを行うことで，日常会話に良い変化を引き出すことができました．私たちSTは，失語症の障害構造を理解し，適切なかかわりができる力を身につけたいものです．

　急性期病院退院時にADLが自立しており，「生活は可能」という判断で社会生活に戻りましたが，長期間にわたり外出・コミュニケーション機会を十分にもつことができませんでした．こうした事例を早期に見つけ出し，適切な支援により生活状況を改善させていくためには，地域社会が一層密接なネットワークを築くとともに，STが生活の視点をもってかかわっていくことが重要です．

本事例のまとめ

- 発症から年月が経過していても，機能回復リハが適応になる人はいる．必ず機能・能力・生活を評価し，適切な介入をしよう！
- 失語症の専門家として，失語症を正しく分析しよう！　生活期でもタイプ分類を試み，適切なアプローチを心がけよう！！
- 認知・言語機能の向上が，能力，精神面の賦活につながる．コミュニケーションの拡大は社会参加を促進する．
- 地域で困っているコミュニケーション障害者を適切に援助し，地域にSTの存在を発信していこう！

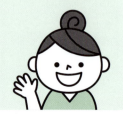

5-5 失語症者の心理とSTの果たすべき役割

言葉は，人にのみ与えられた高度なコミュニケーションを可能にする機能であり，人の能力の根幹を成すものであるともいえます．そのため，言葉に障害を来したことによって生じるショックははかり知れず，失語症者にはしばしば心理的課題が生じることが知られています．

私たちSTは，失語症者に生じやすい心理的課題の原因や構造をよく理解し，適切な援助・かかわりができなければなりません．

言葉の障害による負のスパイラル

言葉は人の生活に欠かせないものであることから，言葉の障害は生活全般に影響を及ぼします．さらに，言葉の障害は負のスパイラルを生み（図1），ひとたび悪循環が生じると，なかなか断ち切れないことが大きな問題となります．

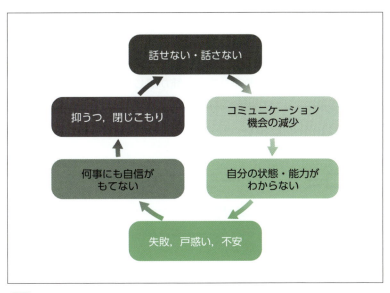

図1　言葉の障害による負のスパイラル

失語症者に心理的課題を生じさせる要因

失語症者に心理的課題を生じさせる要因には様々なものが考えられますが，問題を整理するために，図2の4点にまとめ，以下説明していきます．

---

① 自己アイデンティティの揺らぎ・喪失
　- 言語を介して行っていた思考・記憶・他者とのかかわりなどが失われることにより，自己アイデンティティが損なわれ，自信を喪失する．

② 他者とのコミュニケーションの遮断
　- 言語を介して行っていたコミュニケーションが失われることにより，不便，不自由，混乱，孤立，孤独，寂しさが生じる．

③ 機能回復への固執
　- 治らないことを受け入れられない，治ることをあきらめきれないなどにより，機能リハに固執し続けてしまい，気持ちが他に向かなくなる．

④ 周囲の無理解
　- できることできないこと，わかっていることわからなくなっていることが周囲に理解されず，適切な援助が受けられなかったり，苦しさが伝わらなかったりする．

図2　失語症者に心理的課題を生じさせる要因

自己アイデンティティの揺らぎ・喪失

1) 自分を見失い戸惑う

人は言葉により思考し，判断し，決定します．言葉によりたくさんの情報を記憶し，必要に応じ発信します．言葉は自分の存在に直結し，自分らしさの象徴でもあります．

言葉を自由に使えなくなることは，これまで生きてきた手段を奪われることでもあります．発症直後の失語症者は，自分が自分でなくなってしまったように感じ，混乱し，自分を見失ってしまいます．

2) 自分の存在価値を失い苦しむ

話せなくなった自分，以前のように他者とかかわることができなくなった自分，仕事を失った自分に価値を見出せず，生きている意味が感じられなくなることもあります．失語症者の感じる自己喪失感を受け止め，まずはその苦しみを理解しましょう．

他者とのコミュニケーションの遮断

1) コミュニケーションの障害により生じる不便・不自由

重度の場合，台所にいる家族を呼ぶことができず，単純な要求を伝えることもできません．軽症であっても，仕事で必要とされる詳細なやり取りを今まで通り行うことができず，真意を伝えられずあきらめることもあります．

コミュニケーションがスムーズに行えないことは，生活に多くの不便を生み，思い通りにいかない事態を生みます．そのために自分

1人でできなくなることが増え，生活にはさまざまな不自由が生じます．これらの不便・不自由は，失語症者が最初にぶつかる大きな壁になります．

2) 社会とのかかわりの遮断から生じる孤立・孤独

人は，家族，仕事仲間，趣味仲間など，複数のコミュニティーをもっています．失語症により，それらのかかわりが狭められたり，断たれたりします．自分から，以前の知り合いに「会いたくない」と思うことも少なくありません．

これまで当たり前にあったコミュニティーを失うことは，想像以上の孤立・孤独の状態を生みます．コミュニティーに参加していないことによって，情報や話題の減少，特に災害時などでは情報収集への支障が生じます．このような状況は心理的不安を招き，自発的な活動や参加を妨げます．

機能回復への固執

「治りたい」と思う気持ちは当然であり，言語機能の回復をあきらめる必要はありません．失語症は長期的に回復することが知られるようになり，失語症者自身の「良くなりたい」と思う気持ちは，回復へと向かう大きな原動力になります．

しかし，「機能回復」に対する強いこだわりから脱することができず，発症から時間が経過しても，機能回復を第一目的にした生活を続け，他に目を向けられないことは望ましくありません．

生活が拡がること，参加の機会が増えることなどに関心がもてるようになり，「言葉が治らなくてもできることがある」「幸せだ」「生きていて良かった」と思ってもらえるように取り組んでいきたいものです．

周囲の無理解

1) 何ができて何ができないのかが理解されない

失語症は外からは理解しにくい障害です．言葉が出ないだけなのに，何もわからなくなってしまったのではないかと誤解され，子ども扱いされたり，説明してもらえなかったりすることがあります．丁寧な説明を受ければできるのに，それがないために試みる機会を失ってしまうことがあります．

反対に，理解障害があるのに配慮されずに話しかけられ，何を言われているのか理解できないこともあります．少しゆっくり話す，身振りを加えて話す，1対1で話すなどの配慮により，会話についていける力のある人が，それにより自信を失い，人と話す機会を避けてしまいます．

2) 適切な援助を受けられない

認知機能が保たれている失語症者の場合，適切な援助があればできることは大きく拡がります．1人で買い物に行く，電車に乗り目的地まで行くなどが可能になり，行動範囲が拡がります．しかし，自立に至るには，周囲の適切な援助が必要です．ちょっとした援助で，欲しい物を買うことができ，正しい電車に乗ることができます．家族などの周囲の人の理解が進むことが大切ですが，社会の失語症に対する理解や受け入れが進むことも必要です．

心理的課題の解決に必要なもの

失語症者の心理的課題を解決に向かわせることは容易ではありません．本人を取り巻く多くの関係者の協力が必要です．

図3に解決に必要だと思われる事項をまとめます．

まず，心理的課題の解決には時間がかかることを理解しておきましょう．周囲の焦る気持ちは，本人にとってプラスにならないことが多くあります．落ち込んでいたり，外出を避けていたりするときに，単に励ましたり強く誘導しても，逆効果になることがあります．

自宅退院した直後は，当たり前の生活を安定して行えるようになることが大切です．毎日の生活リズムを整えましょう．

趣味活動では「前のようにはできない」と感じ，交友関係でも「知り合いに会いたくない」と思い，後ろ向きになることがありますが，ちょっとしたきっかけで気持ちが変わってくることがあります．「やってみたら意外にできた」「会ってみたら意外に楽しかった」という経験を通じて，気持ちが回復していくこともあります．

こうした良い変化をもたらすためには，周囲の適切な支援があることが必要です．本人が参加しやすいイベントの提案，出かけるための援助などにより，新たな活動を開始し，できることが増え，自信を回復します．負のスパイラルを正のスパイラルに変えていくことができます．

最終的には，失語症になった"新たな自分"を受け入れ，その自分に価値を感じることができるようになる人も大勢います．その中には，支援を"される"側から支援を"する"側としての役割を担う人もいます．

---

①時間が経過すること
- 機能面・生活面・心理面などを総合して，回復には非常に時間がかかる．
- 入院中に解決できず，自宅に戻ってからようやく回復への手がかりを見つけられることは，少なくない．

②生活が整ってくること
- 安定した日常生活を取り戻すことが，回復のきっかけになることがある．

③気持ちが切り替わること
- 趣味活動や友人との付き合いなど，ふと違うことに目が向き，抑うつ的感情が切り替わることがある．

④周囲の適切な援助があること
- その時々の本人の状態に合わせた適切な援助が必要．変化がみられたときには積極的な提案を行い，成功体験につなげられるように，支援していく．

⑤できることが増えていくこと
- 新しくできることが増えることは自信につながる．

⑥価値観が変わること
- 「障害が残っていてもできることがある」「幸せになれる」「自分の存在に意味がある」という新しい価値観に到達できることもある．

図3　失語症者の心理的課題の解決に必要なもの

STが果たすべき役割

これまで，失語症者には心理的課題が生じ，それらはどのように生じるのか，またそれらの解決には何が必要なのかを述べてきました．

では，失語症者の心理面について，STには何ができるのでしょうか．大きく4つ説明していきます．

1)「納得できるまでやった」という実感の提供

リハを十分に受けられず，気持ちの納得が得られていない失語症者に出会うことがあります．たとえ完全に治らなくても，「やれることはやった」という実感をもつことが，気持ちを切り替えるうえでとても大切になることがあります．

2) 活動・参加への視点の切り替えの援助

外出の機会を作る，仲間を作る，部分的であっても趣味活動を再開するなど，活動・参加へと視点を切り替えることにより，抑うつ状態を脱し，立ち直りのきっかけになることがあります．活動・参加に目を移すことは，「言葉がすっと出ない」「右手が動かない」など機能障害によりできなくなったことだけに向いていた目を，「まだできることがある」「やってみると楽しい」という方向へ変えていくことを可能にします．

3) 役割をもつことの提案

家の中に自分の役割がある，誰かの役に立っていると感じられることは，人が生きていくうえで大きな意味があります．家での生活にふれる機会をもってもらい，その人にふさわしい役割を提案していきましょう．

4) 自分を肯定できるための支援

「自分にもできることがある」「楽しいと感じられる」「人から感謝される」などの経験が「自分がいることにも意味がある」「自分にも価値がある」という自己肯定感につながり，抑うつ状態から抜け出すきっかけになります．「できなくなったこと」から「まだできること」に視点を移し，自己を肯定できるように援助していきたいものです．

まとめ

- 失語症は，心理的課題の「負のスパイラル」を引き起こし，ひとたび悪循環が生じると改善しにくい．
- 心理的課題を生じさせる要因は，自己アイデンティティの揺らぎ・喪失，コミュニケーションの遮断，機能回復への固執，周囲の無理解などである．
- 心理的課題の解決には，時間の経過，生活の安定，気持ちの切り替え，周囲の適切な援助，できることの拡大，新しい価値観の獲得などが手掛かりになることがある．
- STは，失語症者に対して「納得感の提供」「活動・参加への視点の切り替えの援助」「役割をもつことの提案」などの視点でかかわり，「自分を肯定できるための支援」を心がけることが大切である．

第6章

これからの生活期摂食嚥下リハ

6-1 摂食嚥下障害に対する生活期ST

少子高齢社会を迎え，今後，摂食嚥下障害患者は増加していくことが予想されます．誰にでも起こりうる障害に，どう対処し，どのように納得できる人生を生きてもらうのか，その支援を行う役割がSTに求められています．

▶ 摂食嚥下障害に対する生活期STのポイント

生活期摂食嚥下リハに携わるうえでのポイントを図1にまとめます．以下，具体的に説明していきますので，しっかりと理解して，適切な介入ができるようになりましょう．

---
①多要因が絡まり摂食嚥下障害が引き起こされることを理解する
②今後の大まかな見通しを予測できる力を身につける
③工夫次第では食べられる可能性があり，見逃さない
④チームで情報共有し，進めていく
⑤食べられなくなったときのことを想定しておく
⑥「食べること」の多様な意味を理解する

図1　摂食嚥下障害に対する生活期STのポイント

▶ 多要因が絡まり摂食嚥下障害が引き起こされることを理解する

摂食嚥下障害は，脳卒中や進行性疾患による口腔・咽頭期機能不全によって出現しますが，他疾患による体力低下，加齢に伴う運動・認知機能の低下など，多様な要因が関与します．近年では，加齢や疾患により筋力が低下し，低栄養状態となる，「サルコペニア」の問題が指摘されています．こうした要因により，年齢が上がるほど，摂食嚥下障害の出現頻度は高くなります．

摂食嚥下障害の評価では，現病歴，既往歴を確認し，摂食嚥下機能だけでなく，身体機能，認知機能，呼吸機能，栄養状態など総合

的に評価します．

摂食嚥下の予後予測は容易ではありません．しかし，摂食嚥下に影響を与える要因がどのような状況であるかをおさえ，結果を振り返り，見通しをつけられる力を養いましょう．

今後の大まかな見通しを予測できる力を身につける

脳卒中後の摂食嚥下障害では，入院中に改善し食事が可能になることがある一方で，経口摂取不可にとどまることもあります．また，長期的に回復が継続し，在宅復帰後に経口摂取可能になることもあります．進行性疾患では，徐々に摂食嚥下障害が進行し，末期には誰もが経口摂取困難な状態になります．心筋梗塞や癌などでは，疾病の治療中に全身状態が悪化し，経口摂取困難となり，経管栄養・胃瘻が選択される場合があります．その後病状が安定すれば，経口摂取を検討できる状態に戻ることもありますが，そのままで推移してしまうことは少なくありません．

今後の大まかな見通しを予測できることは，抱えるリスクを予見・回避すること，改善の兆しに気づくことにつながります．まずは疾患ごとに経過の特徴を理解し，そのうえで事例ごとの個別性を把握していきましょう．

工夫次第では食べられる可能性があり，見逃さない

一言で「食べる」といっても，「何を」「どのように」「どこで」食べるのか，状況は異なります．

摂食嚥下機能が低下しても，食形態を変えることで継続して食べられることがあり，検討が必要です．食形態にこだわりをもつ人も多いため，話し合いながら進めていきます．

食べ方の工夫により，食事の可能性が拡がることも多くあります．介護者のマンパワー・負担度を考慮しながら進めます．

摂取量がどうしても確保できず，主たる栄養としては胃瘻などの方法を選択しなければならなくなった場合にも，「楽しみ程度の経口摂取」であれば行える場合があります．最後まで口から食べる楽しみをもつことには大きな意味があります．

多様な選択肢の中から，その人に適した，その人らしい食べ方を考えることが重要です．

チームで情報共有し，進めていく

STが生活期で摂食嚥下リハに介入する場合，自分で直接かかわれるのは週に1回か，せいぜい2〜3回であり，残りの食事は他スタッフあるいは家族がかかわります．そのため，摂食嚥下リハを進めるためには，特に多職種連携の必要性が高くなります．ケアプランの確認は，ケアマネジャーからの情報で行います．医師とは摂食嚥下リハの処方，リスクを，看護師とは日常的な体調管理を，ホームヘルパーとは毎回の食事の様子を，PT・OTが参加している場合には，リハ時の様子やリハの進行状況を共有し合います．家族からの情報もとても重要です．

摂食嚥下リハでは，自分1人で進めるのではなく，多職種を活用する力を身につけていくことも必要です．

▶ 食べられなくなったときのことを想定しておく

　すべての人が，やがては食べられなくなります．食べられなくなった場合の選択には，経鼻経管栄養，胃瘻，中心静脈栄養などがあり，それぞれメリット・デメリットがあります．

　大切なことは，先を見通して対処していくことであり，やがて食べられなくなる状況を想定しておくことが必要です．家族あるいは本人と，話し合いの時間をもち，そのときの方法を選択しておくことが望まれます．

　「胃瘻」や「看取り」の選択は，簡単ではなく，苦しさが伴いますが，きちんと説明し十分に考えてもらうことで，納得できる選択につながります（6-3「摂食嚥下障害患者に対する栄養手段の選択」参照）．

▶ 「食べること」の多様な意味を理解する

　高齢社会を迎え，「最後まで口から食べる」ことの大切さについて，社会の関心が高まっています．「食べること」には多様な意味が含まれています．

生物的意味：栄養を確保するために食べる．
個人的意味：自分が食べたいものを食べる．
文化的意味：冠婚葬祭などの行事の中で食べる．

　単に栄養を確保するだけでなく，「生きている楽しみ」につながったり，社会や家族の中でコミュニケーションツールとしての役割を担うこともあります．

　「食べること」を援助するためには，「食べること」のもつ多様な意味を理解し，患者や家族にとって価値のある生活，納得のできる人生を送ってもらうことを目的に，援助していくことが大切です．

まとめ

- 摂食嚥下障害は，多要因が絡まり引き起こされるため，加齢に伴いそのリスクは高くなる．いつからどのような経過をたどってきたのか，細かな情報収集が求められる．
- 介入時に今後の大まかな見通しをもてることは，抱えるリスクを予見・回避すること，改善の兆しに気づくことにつながる．
- 一言で「食べる」といっても状況は様々である．3食食べ続ける方法，楽しみ程度でも長く食べ続けられる方法など，食べることの多様さと幅広さを認識し，介入する．
- 包括的にアプローチするうえで，STが1人で情報収集するのは困難である．必要な情報を発信・受信し，チームで共有しながら，進めていく．
- 食べられなくなったときの選択は，その場ですぐに答えがでるものではない．その時点に至るまでに時間をかけて，本人・家族と一緒に考える．
- 「食べること」の意味，社会参加としての「食事」を理解し，「最後まで口から食べる」ことの大切さについて，本人・家族だけでなく，支えるチームでも共有する．

6-2 摂食嚥下障害患者に対するリスク管理

　生活期における摂食嚥下リハと，医療機関における摂食嚥下リハとでは，STの担う役割が多少異なります．医療機関では，医学管理が行いやすく，主に医師がその役割を担います．生活期においても，医師が医学管理を行うものの，医師よりも他職種の方が利用者に接する頻度が高く，日々の変化を捉えやすい位置にいます．そのため，摂食嚥下障害そのものだけでなく，合併症のリスク，病態などをより理解しておく必要があります．誤嚥性肺炎や窒息だけでなく，脱水や低栄養を含めて，起こりうるリスクを把握し，それらの兆しに気づき，チームに発信する能力，またリスクが軽減しやすい環境を整える，リスクを予見してそれを回避するなど，様々な「リスク管理」が求められます．

　ここでは，特にSTにリスク管理が求められる訪問リハを中心に話を進めます．通所リハにも通じるところは多分にありますので，生活期リハに携わる前に，しっかりと理解しておきましょう．

▶ 情報収集と評価

　摂食嚥下リハに介入する際は，摂食嚥下機能，全身状況，生活状況などの情報を的確に把握していないとリスク管理が行えません．どのような情報を，どこから（誰から），どのタイミングで受け取るのか，計画的に進めていきます．

1）訪問開始前の情報収集

　何かしらの理由で治療・療養入院しており，退院後に訪問リハを利用する場合，退院前に退院調整会議が設定されることがあります．この会議には，本人・家族をはじめ，主治医，病院スタッフ，ケアマネジャーなどの在宅サービススタッフが出席するため，情報収集するための絶好の機会となります．訪問担当のSTにとって，訪問開始前に本人や家族と顔が合わせられるだけでなく，情報提供書に載らない情報の収集も行えます．例えば，本人や家族の前で聞きづらいことも，会議後にそっと質問することができます．

　一方，会議が行われず，病院から情報提供書のみが送られてくる場合や，すでに在宅生活を送っているときにはケアマネジャーからの情報のみとなる場合もあります．しかし，

そのような場合であっても，情報はもらうだけでなく，主治医や以前入院していた病院などと連携をとって，収集することも大切です．ひいてはそれがリスク管理の第一歩となります．

> **訪問開始前に収集すべき情報**
> ①病歴，原因疾患，発症から現在までの期間，これまでの経過など
>   ─摂食嚥下障害の予後の見立て，また機能リハが積極的に必要な時期か，予防的な介入に重きを置くべき時期かなどの見極めに必要である．
> ②摂食嚥下障害の重症度と現状の摂食状況
>   ─摂食嚥下障害の予後の見立てや誤嚥性肺炎・窒息などのリスクの把握に必要である．
> ③認知機能
>   ─本人の病態の理解や今後のリハの方針・進め方に影響する．
> ④身体機能
>   ─耐久性・呼吸状況などリスクのアンテナの張り方に影響する．
> ⑤本人・家族の病態の理解およびニーズ
>   ─理想と現実のギャップはないか，摂食指導をどこから始めるかなどの手掛かりになる．

2) 初回訪問時の情報収集

訪問開始前に得た情報から，介入の優先順位をある程度立てておきます．

例えば，全身状態が安定して食事を食べている人であれば，退院直後，在宅生活が長いなどを問わず，食事時間に訪問できる機会があれば，可能な限り時間を調整しましょう．

まず，食事場面の評価または聴取を行い，安全に食事が摂れているかを確認しましょう．自宅退院直後は，退院前に指導を受けていても環境の変化に順応できず，体調を崩したり，ムセの頻度が増えたりする場合があります．「自宅での摂食がうまく開始できているか」を確認し，自宅という環境にあった対応策，また家族やホームヘルパーなどが行いやすい方法に変更することも大切です．

そして窒息・誤嚥性肺炎のリスクをおさえましょう．誤嚥性肺炎には，①摂食嚥下機能，②口腔衛生，③全身状態がかかわります（**表1**）．

> **食事の観察のポイント**
> ・食事姿勢：机や椅子の高さは適切か，（ベッドであれば）枕の高さは適切か
> ・食形態：摂食嚥下機能に合った食品・調理方法が選定されているか
> ・食事方法：どんな食具を使い，どんなペースで，どのように食べるか（自己摂取/介助摂取）
> ・食事時間と摂取量

3) 総合的な評価の実施

安全に食事が摂れている確認がとれたら，機能の低下や向上など，摂食嚥下障害の経過をしっかりと追えるように，総合的な評価を行いましょう（**表2**）．摂食嚥下障害では，咽頭期に着目されがちですが，認知機能を含め，先行期〜咽頭期の機能評価をしっかりと行いましょう．このとき，すべてをSTが行うのは難しいため，多職種から情報を収集して，評価していくことも必要になります．

表1　誤嚥性肺炎のリスクの把握と対応

視点	把握すべき情報と対応
摂食嚥下機能	摂食嚥下障害の重症度をつかみ，ムセや湿性嗄声から誤嚥徴候を把握する． 摂食嚥下障害が重度であれば，誤嚥の頻度や量が多くなるため，摂食嚥下機能に合った食形態，姿勢，一口量が調整しやすい食具，集中して食べやすい環境など調整していくことが求められる．
口腔衛生	口腔衛生状態（口臭，乾燥，舌苔など），歯磨き動作，および歯磨き習慣を確認し，口腔ケアの方法を指導したり，食事前に口腔ケアが必要かの判断をしたりする（口腔の状態に問題があれば訪問歯科医へ依頼することも検討する）． 口腔内の細菌を誤嚥しないように対策をとる．
全身状態	食事を食べる体力があるか，咳をする力はあるかなど誤嚥防止策をとるために必要な力・耐久性を把握する．また，逆流性食道炎の既往・徴候がないか確認し，食後の離床を設定する． 吸引器などの用意・置き場所や清潔さに配慮してあるかを確認する． （必要に応じて）体温，排便・排尿回数を確認する．

表2　総合的な評価

項目	視点
意識	覚醒・傾眠の程度
認知機能	食物認知，食事への集中力，摂食嚥下障害に対する病識，注意事項を順守したり希望を伝えたりする言語力など
食欲	食欲の有無
体力・姿勢	疲労しやすいか，姿勢を保持できるか，上肢の運搬動作の継続ができるか
呼吸発声機能	咳嗽力，排痰能力
口腔器官	頬，口唇，下顎，舌などの運動の機能（視診や構音から推測がつくこともある），歯の状態，義歯の装着状態
摂食嚥下機能	①食物を使わない評価 　－反復唾液嚥下テスト（RSST） ②水分・食物を使う評価 　－改訂水飲みテスト（MWST）（摂食嚥下障害の重症度によってはトロミ水を用いて評価する） 　－フードテスト（FT）（経口摂取をしている人であれば現在食べている物をフードテストの判定に当てはめて考えることもある） ③日常観察からの評価 　－安静時の唾液処理ができているか，流涎の有無，湿性嗄声の有無 　－水分評価では，食事時間に飲むか，食事時間以外に飲むかで能力は変わるため，可能な限り両場面で評価する 　－薬を飲む際も，粉薬・錠剤・水薬などで嚥下動態が変わるため，適宜評価する
食習慣	1日どれくらい食事を食べていたか，現在どれくらい食べられるか，早く食べる習慣がなかったか
栄養状態	栄養は足りているか

4) VE・VF

　入院していた経緯のある利用者の場合，嚥下内視鏡検査（VE），嚥下造影検査（VF）の結果を情報提供書から知り得ることがあります．これらは重要な情報ですので，うまく活用したいものです．

　しかし，いつ実施されたものなのか，どのような状況での実施であったのかなどの情報が不足している場合もあり，注意が必要です．VE・VFは，客観的で有用な評価ですが，必ずしも的確とはいえない結果になることがあります．VF時には慎重に食べ，摂食嚥下能力が高いと評価されたが，通常場面では安定して注意が払えず，誤嚥のリスクが高い人がいます．一方，VF時は食べられなかったのに，環境が変わることで食べられる場合もあります．

　「検査での誤嚥なし＝嚥下は問題ない」「検査での誤嚥あり＝重度摂食嚥下障害」と判断せず，検査結果を参考に，ST自身が行える評価を実施し，総合的に摂食嚥下機能・能力を評価しましょう．訪問リハでは，VE・VFを実施できる環境にないことも多く，視診，聴診，触診で評価する技術を身につけるとともに，相談できるネットワーク（多職種連携）を大切にしましょう．

　進行性疾患や重度摂食嚥下障害などの経過を追う場合など，VE・VFを実施する必要性が高いときには，外来で対応してもらえる医療機関を確認し，実施していくことも必要です．

5) リスクを防ぐ，変化の兆候に気づくための本人・家族，他職種との連携

　医療機関では，医師や看護師の目の届くところに患者がいるため，経過観察が行いやすく，評価手段や対応方法の選択肢は拡がります．

　一方生活期では，介入できる時間が短く，次のサービスが入るまでに時間が空いてしまうため，リスク管理はより重点的に進める必要があります．生活期における嚥下のリスク管理は，STのみで行うのではなく，本人・家族や他職種に対してポイントを絞って発信し（例：「ムセ込みが増えたら教えてください．」「ガラガラとした声が出てきていないか教えてください．」），情報を収集しやすくしておくことも大切です．

　摂食嚥下機能・能力は，経過の中で向上することもあれば，低下することもあり，適切であった設定や介助方法が不適切なものになっていくことがあります．ST以外の時間の情報収集は大変重要です．利用者が進行性疾患や高齢の場合には，摂食嚥下能力が低下していく可能性はより高くなります．体調を崩したり肺炎を発症してから，摂食嚥下能力の低下に気づくのではなく，日頃から食事の様子を家族に確認するなどして，変化に気づけるようにしておくことが大切です．また，良い変化の兆候も見落とさないようにしましょう．退院後の能力向上により，退院時のトロミ設定や食形態を引き上げられる場合もあります．

▶ 摂食嚥下リハ

1) 摂食嚥下リハを始めるときに考えること

　摂食嚥下障害の原因は，①加齢，②脳血管疾患，③進行性疾患などがあげられ，それらにより障害像は異なります．脳血管疾患後に摂食嚥下障害となり，一時軽快しても，その後加齢により再度摂食嚥下障害が現れてくることもあります．

摂食嚥下障害の原因，介入時の病期・重症度により，機能リハを集中的に行って機能向上を図るのか，予防的に介入するのかなど，介入目的を明確にし，介入計画を立てましょう（**図1**）．そのためには情報収集と評価が重要です．

---

①加齢
　-水分でむせるようになった⇒嚥下機能リハ＋一時的なトロミ
　-体力の低下，体調不良⇒運動機能リハ＋一時的な栄養補助を検討
②脳血管疾患
　-若年，発症からの期間が短い，軽症例⇒嚥下機能リハ＋食事指導＋トロミ離脱を検討
　-重症例⇒嚥下機能リハ＋食事環境調整＋加齢による悪化が起こらないか予防的視野ももつ
③進行性疾患
　-先を見越したかかわり＋予防的視野ももつ＋経口摂取継続の可否を検討

図1 摂食嚥下障害の原因，介入時の病期・重症度ごとのアプローチ（例）

2）経口摂取を再開するときに気をつけること

経管栄養の状態で経過している事例に訪問STでかかわっているとき，「経口摂取の可能性があるのではないか」と手ごたえを感じることがあります．STは，はじめに意識・体力・口腔衛生・周囲の状況など良い兆しを見つけやすいので，その可能性について情報発信の役割があります．この場合，経口摂取を進めるのか，進めないのか，慎重な判断が求められます．最終決定は医師が行いますが，本人・家族が食べることについてどのように考えているかが重要であり，確認が必要です．また，すべての人が食べられるわけではなく，「食べない」という選択をすることも，大切な判断です．

経口摂取を開始しようとする場合，起こりうるリスク，リスクが生じたときの対応策をある程度立てて，医師と相談・決定し，ケアマネジャーなどかかわる機関に連絡し，進めていきます（**図2**）．本人・家族に説明した際は，それを記録し，同意書をもらうこともあります．

---

①1口をごく少量（数ml），数口から始める．最初は送り込みやすく，貼りつきにくいゼリー食やペースト食を選択する．
②1回食べられたとしてもすぐに経口摂取の可否に関する答えは出さず，2～3週にわたって評価を継続し，経過を注視する．訪問看護師などから経過の情報をもらうことが大切である．
③誤嚥性肺炎を起こしたり，それを疑うような症状（発熱，痰の増加，安静時呼吸数の増加など）がみられたりするときは中止する．
④2～3週を問題なく乗り越えれば，同じ手法で徐々に食べる量を増やしていく．
※適宜，肺音の聴診や呼吸リハを導入する．

図2 経口摂取再開の慎重な進め方

3) 食形態を上げるときに気をつけること

すでに食べている食形態を変更したいときは，基本的には主治医の許可が必要です．その患者にかかわる関係者への情報発信も欠かせません．

例えば，ペースト食をソフト食にレベルアップさせたいときは，いきなりソフト食に変更するより，半分をペースト食，もう半分をソフト食のように，段階的に導入することも良い方法です．他に一口大のおかずなどを導入するときには，中にはパサついて嚥下しづらい食材もあるため，食品の選定，一口量の調整，お茶との交互嚥下を提案するなど，誤嚥や窒息のリスクに配慮して段階をアップさせていきましょう．

4) 自主練習の活用

訪問リハの介入頻度は週に1〜2回がほとんどです．その中で効果を出していくためには，自主練習をしてもらうことは有効な方法です．ただし，注意すべきこともあるので，下記のパネル「自主練習の注意点・ポイント」を参照してください．モチベーションが維持しやすく，簡単にできるように，負担を軽減する工夫や生活の流れにうまく組み込むことが理想です．

また自主練習は，介護サービス担当者と共有することで，通所でも行ってもらったり，訪問介護の合間に行ってもらえることもあります．

自主練習の注意点・ポイント

①間接練習を中心に，本人や家族の負担が少ない方法を選択する．
②導入のタイミングは，退院直後は生活が安定していないことが多いので，生活が落ち着いてからとする．
③練習方法を具体的に提示する．文字だけでなく，絵や写真があるとわかりやすい．
　―どこで？　　　：ベッド上，椅子座位
　―どんな運動？　：口の体操，呼吸・発声の練習
　―いつ？　　　　：食事前に，いつでもよいので
　―どれだけ？　　：10回を3セットなど

〈例〉開始当初，易疲労性を考慮してベッド上で呼吸・発声練習を行った．その後ベッドでの臥床時間が長くなり廃用が心配されるようになったため，練習セット数を減らしたうえで居間で練習を促した．

まとめ

- 摂食嚥下リハにおけるリスクは，窒息，誤嚥性肺炎だけではない．
- 状態の評価をしっかりと行い，それぞれのリスクに曝さないようにすること，またそれらのリスクが出てこないか経過を追う観察眼，さらにそれらを回避するための情報発信能力も養う必要がある．
- 摂食嚥下リハは，利用者にかかわる全スタッフで行う．
- 状態不良に気づけず悪化につながってしまうこと，反対に状態向上に気づけず漫然とリハを続けてしまうことがあるため，経過を適切に追うことが必要がある．

6-3 摂食嚥下障害患者に対する栄養手段の選択

　摂食嚥下障害患者へのかかわりは「改善へのかかわり」だけではありません．むしろ，すべての人は加齢し，最後は食べられなくなります．地域の高齢者の摂食嚥下障害にかかわる私たちは，常に食べられなくなることを視野に入れてかかわる必要があります．

　経口摂取の継続が困難になった場合，いくつかの選択肢があり，本人あるいは多くの場合家族は難しい選択を迫られることになります．「食べること」には多様な意味が含まれます．これまでみてきたように，栄養を摂るという「生物的意味」，嗜好や習慣などの「個人的意味」，そして地域・家族とのかかわりから生まれる「文化的意味」があります．

　食べられなくなったときの選択では，こうした「食べることの意味」を包括的に考慮し，摂食嚥下機能だけではなく様々な観点から，その人の生活に合った手段を提案することが求められます．

▶ 摂食嚥下機能低下が予測される場合の対応

　摂食嚥下障害患者にかかわる場合，常に先を見越しておくことが必要です．どの時期まで主たる栄養を経口で摂取できるか，主たる栄養を胃瘻などの代替手段で確保することになった場合，楽しみ程度の経口摂取は可能かなど，摂食嚥下機能や全身状態を見極める必要があります．

　この先食べられなくなることが見込まれる場合には，あらかじめ選択可能な手段に関する説明を行い，今後の方針を本人・家族と相談しておくことが必要です．本人が意思表出できなくなった場合，誰が意思決定をしていくのかを考えておく必要もあります．今後の見通しを説明していく中で，「食べる」ということについてどう考えるのか，家族で話し合う機会をもってもらうことが望まれます．

　経鼻経管栄養，胃瘻，看取りなどへの理解は，一般にはまだまだ低く，偏ったイメージや固定概念が適切な意思決定を阻害することがあります．価値観が多様化する中で，お互いの意見を共有する機会が少ないのが現状です．

　STには，医師などと協力しながら，医療的な対応だけでなく，本人や家族が適切な判断をできるよう支援するスキルが求められます．

経口摂取困難になった場合の対応

「これ以上口から食べることは困難」と判断され，今後の栄養手段の選択を検討する場合，次項のように経鼻経管栄養，胃瘻・腸瘻，静脈注射，看取りといった多様な選択肢があります．その判断をするためには多角的な評価が必要です．呼吸機能，栄養状態，合併症の進行状況，体力などを含めた全身状態は，今後の予後に直結し，重要な判断材料になります．また，認知機能の状態は，その人らしさが残っているかにかかわり，家族の心情に大きな影響を与えます．認知機能にかかわらず，家族の気持ち・価値観，病前の本人の考え方などが多様に関与し，最終的な選択に難しさを伴うことは少なくありません．家族にとってのその人の存在意味，介護者要因などを含めて，多方面からの評価を行いましょう．

「本人や家族にとって良いこと」と「医療者にとって良いと思われること」は必ずしも同じとは限りません．また，生命がかかわる問題であり，気持ちが揺れるケースは少なくありません．生活期に従事するSTは，医療者としての立場から選択肢を提示し，生活の支援者として本人や家族の揺れる気持ちに寄り添いながら適切な判断を支援します．

経口摂取不能になった場合の栄養手段の選択

経口摂取不能になった場合の栄養手段には以下のような選択肢があります．どの手段を選択するかは，延命するか，しないかにつながります．

1) 延命につながる代替手段
(1) 経鼻経管栄養

鼻から管を通し，胃などに食物を注入する方法です．通常は，一過性の手段として選択されますが，長期的に継続される例も多くあります．

(2) 胃瘻・腸瘻

胃または腸に直接食物を注入する方法で，手術が必要になります．通常は，摂食嚥下機能の回復が困難な場合に長期的措置として選択されます．

2) 一時的な延命措置につながる代替手段
(1) 静脈注射（中心静脈栄養）

太い静脈に高カロリーの輸液を注入する方法です．医療度が高い場合，全身状態が悪化した場合などに選択されます．

3) 看取り

延命を行わず，栄養の量を減らす・中止するなどの手段をとり，自然死に向かわせます．

選択・決定の苦しさと尊厳の保持

誰もが「好きなものを食べさせてあげたいが，肺炎にならずに長生きもしてほしい」と願うのは当然のことであり，いよいよ食べられなくなったときの選択には，しばしば苦痛を伴います．どの選択にもそれぞれメリット・デメリットがあり（**表1**），納得のできる良い選択のためには，十分な知識と情報収集が必要です．

表1 それぞれの栄養手段のメリット・デメリット

	メリット	デメリット
経鼻経管栄養	侵襲性が低い． 不要になった場合，すぐに抜去できる． 間欠的に利用すれば，わずらわしさ，不潔などの問題を回避できる．	装着時の不快感がある． 外見的に目立つ． 頻繁にチューブの交換が必要である． 鼻から喉にかけてチューブがあるため，摂食嚥下リハに支障がある． 自己抜去防止策として抑制が必要になることがあり，倫理的課題がある． 胃瘻よりも管理が難しく，入所できる施設が限られる．
胃瘻・腸瘻	長期にわたって安定した栄養管理ができる． 経鼻経管栄養に比べて，顔面・口腔などの清潔を保ちやすい． 経鼻経管栄養に比べて，嚥下が行いやすい． 介護者の負担が少ない． 外見的に目立たない．	侵襲性が高い． 体力や合併症のリスクなどから，手術困難なことがある．
中心静脈栄養	消化器系への負担がない． 正確に栄養を投与できる． 緊急時のすばやい対応が可能である． 痛みを最小限に抑えることができる．	あくまで一時的な措置である． 消化管を利用しない． 合併症のリスクがある． 感染のリスクがある． 入所できる施設が限られる．
看取り	延命を望まないときの手段になる．	死までの時間を要することにより，周囲の関係者に心的苦痛をもたらす．

　食の在り方の選択には，個人の人生観・価値観が大きく関与します．意思伝達が困難になった状態の患者が，以前治療についてどのような考えをもっていたのかということは，重要な情報であり，個人の尊厳にかかわる問題です．一方，家族の気持ち・考え方，家族にとってのその人の存在意味なども，この問題に大きな影響を与えます．栄養が摂れなくなってから死までの時間が家族に与える影響は大きく，家族が納得できる手続きを踏み，選択を受け入れられるように配慮することは，重要な課題であるといえます．

　治療手段は死の時期にも影響を与えます．年金，相続などの社会的問題から，倫理的問題につながり，今後一層深刻な問題になってくることが予想されます．

　高齢者の食の在り方の決定は，生と死にかかわる問題であり，それぞれの人が納得できる人生を終えるための援助であることを理解し，できる限りのサポートをしたいものです．

まとめ

- 食べられなくなったときの選択として，経鼻経管栄養，胃瘻・腸瘻，静脈注射，看取りなどがあり，それぞれにはメリット・デメリットがある．
- 納得できる人生が送れるよう，本人・家族に適切な説明を行い，支援に努める．

小事例

先にも述べた通り，栄養手段決定には多くの苦悩を伴います．
ここからは，事例を示し，STとして支援できることをより具体的に考えていきます．

① "最後まで食べ続けるため"に胃瘻を選択した事例

事例紹介

dさん，70代，男性，パーキンソン病

現病歴：パーキンソン病発症から5年で摂食嚥下障害が進み，食事摂取量低下と体重減少がみられ，経口での栄養摂取は限界であると主治医によって判断された．

認知機能：CBA8/30点（意識2，感情2，注意1，記憶1，判断1，病識1）

コミュニケーション：発語はなく，意思表示はあいまいで，不快なときに顔をしかめる程度．そのため，口から食べたいかの自己決定が促せない状況にある．

生活状況：同年代の妻と2人暮らし

妻の希望：「なるべく長く口から食べさせてあげたい．でも，長生きもしてほしい．」

問題点

主治医から，胃瘻にするかしないかの選択を迫られ，妻が決断できていない．

経過

STの取り組みとその経過を示す．
① 疾患の病態と予後予測について説明
② 胃瘻にすることで主たる栄養を確保し，かつ楽しみ程度の経口摂取は可能で，食べる楽しみは失われないことを説明
③ 家族に説明した内容を主治医などチームで共有
④ 妻は，「リスクは嫌だが生きていてほしい」「食べられなくなる姿をみるよりは食べて喜ぶ顔をみたい」「食べる喜びを感じてほしい」と，胃瘻を選択．実用的な経口摂取は望めないが，嚥下食を調理し，夫に食べさせることが使命と考えるようになった

最終的には，胃瘻の造設により，栄養が確保され体調が安定し，しばらくの間，妻の作った料理を少量ながら楽しむことができた．

本事例を振り返って

本事例は進行性疾患であり，あらかじめ疾患の予後は説明されていたものの，「食べること」に関してより具体的な説明がなされていなかったために，意思決定がなされない状況に陥っていた．そこで，胃瘻を造設し，栄養摂取としての食事は難しくとも，好きだった食事を少量でも長く続けることを提案した．「なるべく長く口から食べたい」「長生きをしたい」という2つの希望は誰もが当たり前にもつ思いであるが，一見両立させられないと思われがちである．今回は，少量なら食べられることを大切に，家族をサポートして，妻の希望を実現することができた．

第6章 これからの生活期摂食嚥下リハ

② "尊厳の保持のため"に看取りを選択した事例

事例紹介

eさん，80代，男性，重度アルツハイマー型認知症

現病歴：10年前にアルツハイマー型認知症を発症．その後進行し，2年ほど前からは摂食嚥下機能が低下し，食形態を調整して対応をしていたが，直近1年間で2度誤嚥性肺炎で入院した．自宅に戻ってから食事摂取が進まず，体重も減少していた．

ADL：2度目の誤嚥性肺炎後は全介助となり，意思疎通は難しい状態であった．

生活状況：妻と2人暮らし．遠方には息子家族がいる．

妻の希望・苦悩：
妻は「最後まで自宅で生活をさせてあげたい」という思いをもっていたが，10年間の介護生活で疲弊し，最近は誤嚥性肺炎が続き，「自宅でみられるか不安」と吐露するようになっていた．主治医から胃瘻を勧められたが，夫が「延命治療は受けたくない」と言っていたことがあり，胃瘻を選択することができなかった．しかし，「胃瘻にしなかったら死んでしまうのか．本人が死んでしまうような選択は私にはできない．子どもや親戚に責められるのではないか」と苦しんでいた．

問題点

・食べられなくなった場合の選択肢について説明を受けていない．
・胃瘻や看取りなど具体的な手段のメリット・デメリットについて知らない．
・本人の望みや家族の思いを整理することができない．

経過

STの取り組みとその経過を示す．
① 主治医が回復困難と判断し，STとともに胃瘻について勉強会を開催．家族・支援者に説明を行った
② 妻は選択肢としての胃瘻と看取りの詳しい説明を受けて，それぞれの選択肢の価値と困難さを理解した
③ 妻は，今後の回復の可能性がないことを理解し，看取りが夫の意思を尊重した尊厳ある選択であると判断し，息子ともよく話し合った結果，看取りを選択した
④ 徐々に栄養を減らし，妻は自宅でのケアを継続しながら，夫に寄り添った
⑤ 2ヵ月後，eさんは妻に見守られながら亡くなった

本事例を振り返って

アルツハイマー型認知症の末期で回復困難な事例であった．経口摂取が困難になったときの選択肢とそれらの特徴の知識がなく，決断できない状況にあったが，勉強会を開催したことで，それらを理解でき，看取りの選択に至った．

今後，回復困難事例には，看取りが意味ある選択肢になる可能性がある．生活期に従事するスタッフはこの点をよく理解しておく必要がある．

6-4 摂食嚥下障害に対する通所STでの介入例
―退院直後から機能回復と生活を支えた事例―

通所STでは摂食嚥下障害事例にかかわる機会が少なくありません.
摂食嚥下障害の経過と状況は多様で,個々のケースにより見通しや介入方法は異なります.現状を維持するための調整が目的になることもありますが,中には改善の見込みがある場合もあります.後者の場合,STには,回復の見込みを見極めて,適切な目標設定とアプローチをとっていくことが求められます.

本事例の特徴

高齢者の摂食嚥下障害の要因は多様です.脳卒中や進行性疾患など直接的に摂食嚥下障害を引き起こす疾病でなくても,摂食嚥下障害を生じるケースは少なくありません.特に,別の疾病の治療中に全身状態が低下して口から食物が摂れなくなり,経管栄養の処置が施され,その後再評価がなされないまま放置されている事例に出会うことが多くあります.この場合,ケースによっては疾病が軽快した後,一時的に低下した摂食嚥下機能が改善し,経口摂取の再開が見込める場合があります.

本事例は,在宅生活を送っていましたが,膵炎発症をきっかけに入院し,入院中に摂食嚥下障害を呈しました.慣れない病院での生活などにより,徐々に発話量の減少や活動への拒否などの認知症の悪化がみられ,退院時には経口摂取困難となりました.

在宅生活に復帰後,通所の利用を開始しました.経口摂取が困難な状況は継続していましたが,入院前は3食経口摂取ができていたことや,もともと家族とよく話していたことなどを考慮すると,経口摂取の再獲得が期待できると判断しました.本人の言動をよく観察し,行動・心理症状(BPSD)に配慮した結果,経口摂取を再開することができました.

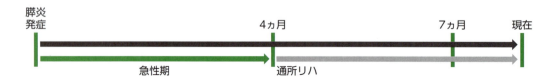

事例紹介

Iさん，90代，女性，膵炎，アルツハイマー型認知症

現 病 歴：膵炎のため急性期病院に入院し，術後，食思不振のため胃瘻造設．経口摂取を試みるが，摂取量は増えず，主な栄養は胃瘻，楽しみ程度の経口摂取を行う状態で，入院4ヵ月後に自宅退院．入院中に二度，誤嚥性肺炎を発症し，STのフォローの必要性を考慮して，通所リハ利用となった．

Ａ Ｄ Ｌ：年齢相応の運動能力があり，独歩可能．屋内ADLでは，すべての動作に誘導と介助が必要．主な栄養は胃瘻，食事は全粥・きざみ，水分は薄いトロミ．

生活状況：高齢の夫と2人暮らし

介護保険：要介護3，通所介護（3回/w），通所リハ（ST）（2回/w）

通所開始時ST評価

車椅子全介助で来所されました．

挨拶するスタッフに「何ニヤニヤしてるのよ！」，ADLの介助には「やめて！ 触らないで！！」「病人じゃないのよ！」などと，興奮する様子が多くみられました．突如突っ伏して傾眠となる一方，覚醒しているときは目に入る刺激に反応しやすく，車椅子から立っては座るを繰り返すなどの行動がみられました．

食事を提供すると，箸を持つことに抵抗を示し，摂取できなかったため，胃瘻から流動食を注入することとしました．排泄は尿意あいまいで，尿意を感じると車椅子から立ち上がる様子がみられました．介助に対して強い抵抗感を示し，入浴も拒否しました．

まずは，スタッフとの関係性の構築，BPSDに対する配慮が求められました．

> **全体所見**
>   MMSE：復唱など得点可能と思われる項目もあるが，応じてもらえず，得点なし
>   CBA：10/30点（意識3，感情2，注意2，記憶1，判断1，病識1）
>   日常会話：静かに会話が行える場所で，かつ家族に関するものなど限局された話題であれば，可能．会話への集中が続きにくく，途中から易怒的な様子がみられる．
>
> **嚥下所見**
>   反復唾液嚥下テスト（RSST）：指示理解が不良で，身体に触れられることに対する抵抗感も強く，実施困難．発話中の唾液嚥下の様子を観察したところ，30秒間に2回の嚥下が確認された．
>   改訂水飲みテスト（MWST）：拒否のため未実施
>
> **家族からの情報**
>   今回の入院前に中等度の認知症が認められていた．家族の促しと介助で自宅内は杖歩行にて生活をしていた．食事は常食で，トロミなしの飲水を行っていた．会話では，発話量は多くはないが，話すことは好きで，聞かれたことに対しては本人なりに答えていた．自分に対しても他者に対しても，節度に厳しい面があった．

【良いところ（強み）】
①ADLの介助量は退院後に増えたが，麻痺や拘縮などはないため，意欲が伴えば排泄や飲水などの動作はできる．
②本人と家族の関係が良好で，家族の話をすると笑顔になる．
③こちらが丁寧に接することで，良い反応に変化する様子がみられる．
④通所施設に通うことに対して，比較的受け入れられている．
⑤会話中の唾液嚥下に問題はみられない．

【改善が必要なところ（弱み）】
①入院前から認知症があり，退院後（現在），暴言などBPSDが出現している．
②身体に触れられる介助に抵抗感が強い．
③経口摂取が進まない．連続飲水でムセがみられる．薄いトロミでの飲水が進まない．

問題点
#1 認知症の悪化とBPSDの出現
#2 #1および廃用などによる摂食嚥下機能の低下
#3 ADLの介助量が多い
#4 環境やスタッフに慣れていない

長期目標
1. BPSDの出現を抑えて，安定した状態で食事が摂取できる

短期目標
1. 認知面に適した食事環境が設定できる
2. かかわり手の配慮のもと会話ができる

通所STリハの経過

本事例のポイントとしては，本人の強みと弱みの把握があげられます．本人の弱みのみに着目し，本人に刺激の少ない環境設定や間接嚥下訓練を行うと，刺激減少による認知症の進行や，やらされている感によるリハ拒否を招く可能性が考えられました．本人の強みを考慮し，アプローチのきっかけを作り，他者交流や食事での統一したかかわりにつなげていきました．通所はリハを行う場所と同時に通いの場でもあるため，通所に来ること自体が好きになるようにアプローチすることを心がけました．

第1期（通所開始時～1ヵ月）

- コミュニケーション面：環境やスタッフに慣れてもらう，見慣れた存在になる
  <会話練習>
  ・本人や家族の若い頃のことであれば，短い会話が可能．しかし，疲れやすく，一言の返答で済ませてしまうことが多い．
  ・礼節ある対応を行うことにより，本人の反応が改善する．

●食事面:食事の席につく
<食事環境調整>
・食事量を通常の半量で提供.
・座席は静かで,人の動きが気にならない配置で,食事を摂るのが好きな人たちが同席するという配慮も行った.

食事は全粥・きざみ,水分は薄いトロミで,本人の発言から半量提供とした.数口〜1割程度であるが,自ら食事に手を伸ばす様子がみられるようになった.会話は,家族の話題を中心に,STが発話速度を落として,本人のペースに合わせて行った.自発的に話すことはないが,声かけに対しての拒否は減少し,入浴への拒否が2回に1回程度に減少した.

「嫌ね,こんなところいたくないわ!」
「何でこんなに食べるのよ!」

第2期(2ヵ月)

●コミュニケーション面:話し相手になる
<会話練習>
・周囲の人たちを気にする発言が増加した.10分程度の会話が可能となった.
・質問に対して,文で答えられることが増えた.よく会う他の利用者や職員の顔がわかるようになった.

●食事面:日によって波がある「食べたい気持ち」に寄り添う
<食事環境調整>
・食事量を通常の半量で提供.
・配膳の順番に対するこだわりが強いため,一番または最後を避けて,2番目に配膳することを徹底した.

食事は半量提供を継続.全量摂取できる日が増えてきた.段階的な食形態向上を図り,米飯・一口大へと変更し,見た目量も減らした.摂取に波があるため,必要栄養量には届かず,胃瘻からの栄養は必要であった.職員と利用者の区別がつくようになり,本人の気に入っている職員を見かけると,自発的に声をかける様子がみられ,怒る場面も減少した.

「あの人は良い人ね.あの人はちょっとね….」
「何で私の食事が最後なの!」

第3期（3ヵ月）

- コミュニケーション面：話し相手になる
  <会話練習>
  - 穏やかな状態なときが増え，怒ってしまう場面は減少した．
  - 自ら話題を提供することはないが，眼前の状況をもとに時折考える様子を示し，30分程度の会話が可能となった．
  - 他の利用者に関心をもったり，かかわろうとしたりする場面がみられた．

- 食事面：「食べる」を習慣にする
  <食事環境調整>
  - 食事摂取量が増加し，食事量を通常量で提供した．
  - 改訂水飲みテスト（MWST）を実施し，連続飲水可能で，トロミなしとした．
  - 本人が利用している他の事業所に対し食事の改善状況を報告した．他の事業所からの見学を受け入れ，食事環境を伝達した．

常食・水分トロミなしの経口摂取が可能となり，胃瘻からの栄養摂取は終了した．丁寧に対応すれば，他者の介助に抵抗感がなくなり，入浴や歩行練習も可能となった．日常生活の移動手段は車椅子から歩行に変更した．

来たいわけじゃないけど，来たら楽しいわ！

ここの食事は美味しいわね！

▶ 最終ST評価

通所施設内の移動は側方介助での杖歩行となり，落ち着いて座って過ごしていられる時間が増えました．尿意や困ったときにはまず人を呼び，短時間であれば待つようになりました．入浴は機械浴から一般浴になり，拒否は消失しました．

利用時間内の過ごし方は，突っ伏して眠ることや傾眠という行動がなくなり，集団での体操やレクリエーションに職員の促しのもとで参加する，もしくは同じ席の利用者と会話をする様子が多くみられるようになりました．一方で，職員に対しては話を聞いてもらいたい気持ちが強く，固執傾向がみられますが，初回利用時にみられたような易怒的な様子が減少し，介助への拒否や暴言は消失しました．

食事は，米飯・常食・水分トロミなしを全量提供し，箸を使って食べるようになりました．食形態が確定した時点（3ヵ月目）で自宅や他施設でも同様の環境設定ができるように，ケアマネジャーや他施設の職員に本人利用時に見学してもらい，文書と口頭で食事環境設定を共有し，胃瘻からの栄養なし，3食経口摂取となりました．

全体所見
　MMSE：6/30点
　CBA：13/30点（意識3，感情3，注意3，記憶2，判断1，病識1）
　日常会話：話題提供はかかわる側から行う必要があるが，写真や他者の様子などの情報を手掛かりに30分程度可能．
嚥下所見
　反復唾液嚥下テスト（RSST）：3回/30 sec
　改訂水飲みテスト（MWST）：4（嚥下あり，呼吸良好，ムセなし）

本事例を振り返って

　本事例は，摂食嚥下機能に明らかな低下はみられなかったにもかかわらず，膵炎の治療中に経口摂取が困難になってしまいました．その背景には，治療中の認知機能の低下や廃用による摂食嚥下機能の低下が考えられました．食べられなくなった経過と原因を明確にして，もう一度食べられる可能性を見落とさないようにすることは重要です．

　特に在宅でコミュニケーションや摂食嚥下機能に問題を抱えていると，本人を取り巻く周囲が，どのように接したら良いのかがわからず，本人と積極的にかかわることを控え，さらなるコミュニケーション能力の低下や摂食嚥下機能の低下という悪循環を招いてしまう可能性があります．本事例のように"高齢"という要素が加わると，さらにその傾向は強くなる印象があります．本事例では「食事」と「コミュニケーション」の双方を得意とするSTだからこそ，"摂食嚥下機能"と"認知機能"の両方にバランス良くアプローチし，好循環につなげられたのではないかと考えています．その好循環のためには，まずは行動を観察し，本人の声を聴き，それを評価とアプローチにつなげていく…．STとしての基本ですが，その基本の重要性を感じることができた事例でした．

本事例のまとめ

- 本事例は，認知症を認めたが，ADLは見守りで可能，食事は経口摂取していた．膵炎の治療中に嚥下が困難になり，胃瘻を造設し，楽しみ程度の経口摂取の状態で自宅退院した．
- 摂食嚥下障害の背景には，認知症の悪化，BPSDの出現，廃用が考えられ，それらに対応することで摂食嚥下障害も改善すると見込んで，リハを開始した．
- もともと厳格な人で，礼節ある対応をすることがBPSDの出現を抑えることに効果的で，それらをスタッフが理解しながら適切に対応することが重要であった．徐々に経口摂取量が増加し，経口摂取を達成した．
- 高齢の場合，他の疾病の治療などに伴い，摂食嚥下障害を生じることは少なくないが，回復する可能性を見極め，丁寧にかかわることが重要である．

6-5 摂食嚥下障害に対する訪問STでの介入例

―経管栄養のまま自宅退院した患者に対し,経口摂取再開を支援した事例―

> 経管栄養のまま自宅退院した場合,自宅で経口摂取に挑もうとしても,入院中のようにはすぐには始められません.しかし,本人・家族の意思,摂食嚥下機能,フォローできるチーム体制など,条件が整えば,可能性が出てきます.
> ここでは,進行性疾患により経管栄養となり,そのまま自宅退院しましたが,自らと家族の意思により,再度経口摂取を目指した事例を紹介します.

本事例の特徴

Jさんは,進行性疾患により入退院を繰り返し,徐々に嚥下・精神機能が低下し,経管栄養となりました.しかし,本人や自宅で介護をしていた夫は,経口摂取をあきらめきれず,訪問STの利用を開始しました.訪問STでは,今食べてよいのか,見合わせるべきなのかを評価し,医師・看護師のフォローを得ながら,一定期間の経口摂取を目指しました.

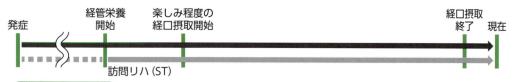

事例紹介

Jさん,70代前半,女性,脊髄小脳変性症(SCD)

現 病 歴: 12〜3年前に脊髄小脳変性症を発症.10年前よりデイサービスと外来リハを利用し,4年前からは訪問看護・PTを利用している.3ヵ月前に経管栄養となったことで,訪問STを追加した.
A D L: 車椅子全介助.ベッド上生活が中心で,寝返りは打てない.
生活状況: 一軒家で夫と2人暮らし
介護保険: 要介護5,訪問看護(1回/w),訪問介護(3回/d),訪問リハ(PT)(1回/w),STは不定期に介入

訪問開始時ST評価

本人と家族の希望を確認したうえで，本人の摂食嚥下機能の評価をし，その後，夫の理解・介護力と医師のバックアップ体制を確認しました．

> **全体所見**
> CBA：18/30点（意識3，感情3，注意3，記憶3，判断3，病識3）．疲れやすさがあり，集中力はおよそ30分程度で，不穏により声をあげることがある．記憶は半日前のことは覚えている．
> **嚥下所見**
> 反復唾液嚥下テスト（RSST）：1回/30sec，フードテスト（FT）：4（嚥下あり，呼吸良好，ムセなし，口腔内残留ほぼなし）

問題点抽出・目標設定

経口摂取に対する本人の意欲は高く，スクリーニング検査の結果から，姿勢や食形態を調整すれば，楽しみ程度の経口摂取は可能と判断しました．定期的に訪問看護師が介入しており，主治医からの許可も得られ，経口摂取が開始となりました．

問題点
#1　精神状況にムラがある
#2　嚥下の耐久性がプリン1個程度である
#3　咳嗽が弱く，喀痰ができない

長期目標
1. 夫の介助のもとで楽しみ程度の経口摂取をする
2. 少しでも経口摂取できる期間を維持する

短期目標
1. ST介入時に楽しみ程度の経口摂取をする

【経口摂取可能と判断したポイント】
- 簡単な意思疎通が可能で，本人に意欲がある．
- 発話明瞭度が保たれ，舌運動が比較的良い．
- 湿性嗄声がなく，随意嚥下が可能である．
- 夫に，理解・判断力，介護技術がある．
- 訪問看護師の介入があり，主治医も前向きである．

訪問STリハの経過

まずはSTとの経口摂取で安全な範囲を確認し，夫の介助・調理についても1回/wで2度介入しました．その後，夫の介助のもとで経口摂取を始め，その経過を訪問看護にて追いました．夫の介助のもとでの経口摂取開始後も，STは適宜再評価のために訪問し，状況の確認と経口摂取を続けるかどうかの判断を，その都度行いました．

第1期：STとの経口摂取（訪問開始時）
夫同席のもと，ヨーグルトを摂取してもらい，摂食嚥下機能，耐久性を評価した．ヨーグルト1カップを10分で摂取可能．

第2期：夫との楽しみ程度の経口摂取（1～2ヵ月）
- 夫への指導
  ①不穏なく，落ち着いているときに，本人が食べたいというタイミングで摂取を行う
  ②ヨーグルト（プリン）などを1回当たり1カップ，10分程度で摂取を終える
  ③摂取前後で口腔ケアを行う
- 経過観察ポイントの訪問看護師との共有
  摂取量は守れているか，摂取所要時間は延びていないか，本人の摂食意欲は継続しているか，身体状況に変化はないかなどを1週間ごとに情報交換した．
- STの再評価
  本人の摂食嚥下機能・認知機能・意欲の再評価，家族への意思確認，摂取内容のバリエーション増加の検討を行った．夫からは「好物のおじやを食べさせてあげたい」との希望があった．

第3期：身体状況の悪化による経口摂取の終了（9～11ヵ月）
介入3～8ヵ月は，STの介入はなく，好物のおじやも問題なく経口摂取できていた．しかし，介入9ヵ月頃から常に不快そうな声を発し，食べることを要求しなくなり，経口摂取の機会が減少した．やがて意思疎通が図れなくなり，再評価で湿性嗄声が出現し，誤嚥のリスクが高まり，経口摂取終了を判断した．

本事例を振り返って

人生の最後に「可能な限り口から食べたい」と願う人は増えています．リスクを回避するか，リスクがあっても状況を納得してトライするかは，本人・家族の選択が大きく関与します．私たちSTは，状況を正確に見極め，口から食べることの可否を判断し，本人・家族の希望がある場合にはそれを実現できる道を探っていきましょう．

本事例のまとめ
- どんな条件が整えば経口摂取できるのか，反対に最低限何ができなければ経口摂取は難しいのか，STとしての基準をもっておく．
- どこをゴールとするか，本人・家族とともに決定する．

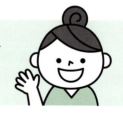

6-6 コミュニケーション場面としての摂食嚥下リハ
―重度の意識障害を伴う進行性疾患患者と家族を支援した事例―

> STが在宅で行う摂食嚥下リハは，摂食嚥下機能の改善だけがゴールではありません．終末期にある人に対して，専門的見地から本人ができること，家族・支援者ができることを見つけ，食事のもつ文化的意味を考慮し，食べる時間をコミュニケーション活動と位置づけてかかわることも重要です．

本事例の特徴

　プリオン病発症から5年，意識障害を伴う女性への訪問依頼がありました．発症1年後から訪問していた看護師からの紹介でした．主介護者は夫でした．

　Kさんは，病状の進行により経口摂取が困難になり，4年間にわたり経管栄養のみで過ごしていました．摂食嚥下リハの目的を「食べることを通した家族とのコミュニケーションの時間の確保」として，少量の経口摂取を再開しました．姿勢調整やKさんの状態に合わせた食形態調整を行うことで，約2ヵ月後には15ml程度のゼリー形状のものが食べられるようになりました．そこで家族に摂食介助を移行することを検討しましたが，家族の介助では許容範囲を超える誤嚥の恐れがあるため，STが継続することにしました．季節感のある食材を使ったゼリーを準備する，外の風に当たりながら食べるなど，摂食嚥下リハを「Kさんと家族とのコミュニケーションの時間を作る活動」であるととらえ直しました．

　亡くなる直前までの約1年間の介入を3つに分けて紹介します．

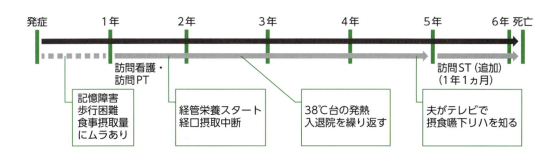

> **事例紹介**
>
> Kさん，70代，女性，プリオン病
>
> 現病歴：71歳の頃，原因不明の歩行障害と言語障害が出現．その後急激に病状が進行し，2年後にはADL全介助となった．
> 生活状況：夫と2人暮らし
> 性　　格：発症前には地域のお弁当作りのボランティア活動のリーダー的存在で，友人・知人がとても多い人であった．
> 介護保険：訪問看護（1回/w），訪問リハ（PT）（1回/w），訪問リハ（ST）（1回/w）

第1期（訪問開始時～2ヵ月）

1）全体所見

初回訪問時，ベッド上仰臥位で頸部体幹を伸展させるように過度の筋緊張を伴いながら寝ていました（図1）．肩を叩いたり口唇に触れたりすると，開眼し，探索の眼球運動がみられましたが，有意味な言葉を発することはごく稀でした．ほぼ1日中，ベッド上臥床で過ごしていました．ADL全介助，JCS Ⅱ-20でした．

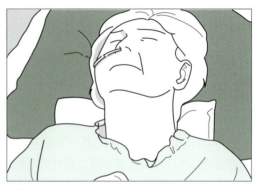

図1　初回訪問時のKさんの様子

2）摂食嚥下機能評価

(1) 情報収集

月に1回程度，38℃台の発熱を繰り返しており，1日に20回以上の痰吸引が必要なこともありました．

(2) 評価

①咳テストの実施：1分間に1回の弱い咳が出現しました．唾液嚥下はみられるものの，不顕性誤嚥の存在が強く疑われました．
②口腔運動評価：顎・舌・口唇の運動は不随意で，ミオクローヌスがみられました．
③口腔感覚評価：過敏性があり中舌より奥に触れると吐き気を催す様子がみられました．

3）STの介入

(1) 頭頸部の安定を作るポジショニング

ベッド上でバスタオルを使い，後頸部の隙間を埋め，頸部が過度に伸展しない姿勢を作りました．

(2) 口腔内の過敏性への対応

姿勢を整えた後，顎下と頬に触れていくと，タイミングの著しいズレがない唾液嚥下がみられました．口唇からゆっくりと口腔内に触れていくと，吐き気を出現させずに舌や上顎に触れられるようになりました．

介入によって嚥下反応に変化がみられたこ

とから，ゼリー形状のものであれば直接嚥下訓練の実施が可能なのではないかと考えました．

4）摂食嚥下リハの目的の確認

主介護者でキーパーソンの夫と，中心的な支援者である訪問看護師，主治医，ケアマネジャーと，摂食嚥下リハの目的を確認しました．夫婦がポジティブなかかわりをもつ時間を作るため，少量の直接嚥下訓練を含めて実施することの確認を行い，食べることに関してSTが調整を主導することで了承を得ました（図2）．

摂食嚥下機能評価を行う過程で，市販のゼリーでは咀嚼・送り込みの反応が十分に得られなかったため，摂食嚥下機能に合わせて食形態調整したST手作りのゼリーを用いることにしました．

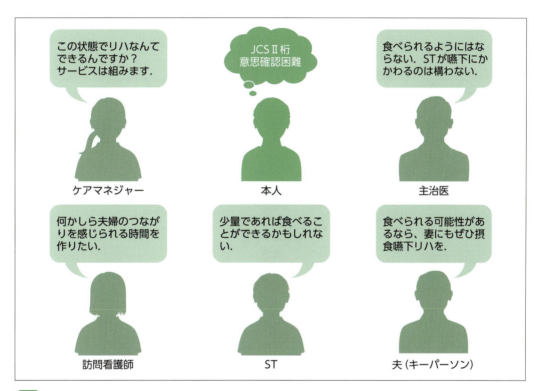

図2　第1期における摂食嚥下リハに対する関係者の思い

本人の意思決定が難しい事例のリスクを伴う摂食の開始について，家族，主治医，訪問看護師，ケアマネジャー，STがそれぞれの立場から意見を出し合った

第2期（3〜4ヵ月）

1）摂食嚥下機能評価

週1回，少量のゼリー摂取を約2ヵ月間継続したことで，食塊の送り込み運動の協調性が改善し，著しい誤嚥もみられず，ST介入時にはゼリーを15ml程度食べられるようになりました．しかし，咀嚼運動は上下に限定されていて食塊形成が困難なため，一口量を2〜3mlに限定して誤嚥リスクを減らし，ゼリーをスライスして食塊移送を代償する必要がありました．

2) 摂食嚥下リハの展開

摂食時の介助者をSTから夫に移行する計画を立てました（図3）．ポジショニングや，口腔清掃，口腔内への感覚入力，一口量やゼリーを置く舌の場所などをマニュアル化しました．

しかし，実際に夫が摂食介助を行ったところ，誤嚥と呼吸切迫が出現してしまいました．夫から，「自分で介助を行うことは怖い」との話があったので，STが継続して行うことにしました．

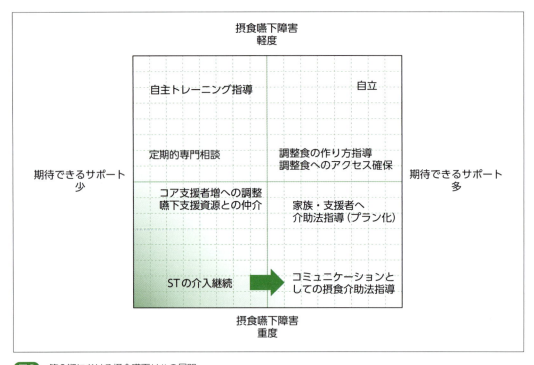

図3　第2期における摂食嚥下リハの展開
　Kさんは摂食嚥下障害が重度であったが，主介護者である夫が積極的にリハに参加できると判断し，STの直接介入から摂食介助法指導にリハ内容をシフトさせた（➡）

第3期（5ヵ月〜）

1) 摂食嚥下機能評価

摂食嚥下機能は大きな変化はなく，15ml程度のゼリー形状のものをST介入時に食べることが継続できていました（表1）．

2) 摂食嚥下リハの展開

ST介入開始から5ヵ月経過した頃，夫から「外でお茶がしたい」との言葉が聞かれました．車椅子に乗って，庭に出て，妻と何かを一緒に食べる時間を作りたいとのことでした（図4）．7ヵ月経過した頃には，「この人は濃いお茶が好きなんです」と，リハ介入時に食べるものについて，より嗜好に合わせたいという希望を話されるようになりました．

STは冬至にかぼちゃゼリー，ひな祭りに白酒ゼリーを作るなど，季節感があり，思い出に残る素材を用い，食形態を調整し嗜好に合わせた嚥下食を持参しました．亡くなる1ヵ月前までの約1年間，直接嚥下訓練を継続しました．

表1 食べることに関する状況把握

第3期において，食べることに関して「誰が」「何を」「いつ」「どこで」「何を目的に」「どうやって」介入するか，状況を整理した

誰が準備した (who)	STが事業所で準備
何を (what)	STが食形態調整したゼリー
いつ (when)	1回/wのST介入時
どこで (where)	ベッド上
何を目的に (why)	家族・支援者とのコミュニケーション
どうやって (how)	間接的訓練後，全介助で15ml程度

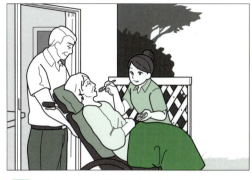

図4 庭に出て摂食嚥下リハを実施した様子

本事例を振り返って

夫はリハ介入開始時には，「少しでも口から食べてもらえたら嬉しい．リハをしてほしい」と機能的な改善を期待する発言をしていました．夫が介助者となるのは誤嚥・窒息をさせてしまうリスクから「怖い」との発言がありましたが，STが直接介助者の役割を担い，摂食嚥下リハの時間をコミュニケーション活動としてとらえ直すことができると，食べることを通して家族と過ごす時間の質を高めたいという希望を表現されるようになりました（図5）．

進行性疾患による重度の摂食嚥下障害があり，摂食嚥下機能の改善が望めない事例であったとしても，現状の機能評価を厳密に行い，専門的介入により発揮できる能力を見極めることで，介入の糸口をつかめる可能性があります．そして患者の摂食嚥下機能の改善のみにフォーカスするのではなく，コミュニケーションという活動場面としてとらえ直すことで，人生のステージに合った介入方法が見つかるはずです．Kさんのように，亡くなる人と家族や支援者との食べることを通してつながる時間を作るかかわりも，生活期のSTの仕事の1つとして考えていきたいと思います．

```
「もし可能性があるなら，少しでも
 口から食べてもらえたら嬉しい．」
         ↓
      「怖いですね…．」
         ↓
   「外でお茶はできないだろうか？」
         ↓
  「この人は濃いお茶が好きなんです．」
```

図5 夫の発言内容の変化

本事例のまとめ

- 進行性疾患と遷延性意識障害があり，摂食嚥下機能の改善が大きく望めない事例であっても，機能評価を丁寧に行うことで，介入のきっかけがつかめる．
- 意識障害が重度である患者にとって，摂食嚥下リハはコミュニケーション活動になりうる．

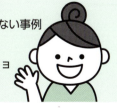

第7章

これからの生活期STの拡がり①

7-1 進行性疾患に対する生活期ST
―誤嚥リスクを見極めつつ経口摂取期間の長期化を目指した事例―

> 回復期リハ病院（病棟）にしか勤務したことがないSTにとって，介護保険領域に足を踏み入れて最初に戸惑うことは，進行性疾患患者への対応であることが少なくありません．
> 　進行性疾患患者への対応では，病状の増悪に対するリスク管理が求められます．判断能力が保たれている場合，リハの方向性と本人の希望とを丁寧にすり合わせていく必要がありますが，難しい場合も多く，そこに悩んでいるSTも多いと思います．
> 　ここでは，本人の「噛んで食べたい」という意思を尊重しながら，徐々に変化していく誤嚥リスクに対応した事例を紹介します．

本事例の特徴

　本事例は，進行性核上性麻痺（PSP）の進行により，ADLとともにコミュニケーション能力や摂食嚥下機能が低下し，主治医から経管栄養を勧められました．しかし，本人には「ちゃんと噛んで食べたい」，妻には「病院では食べられないと言われたけど，本人の思うように食べさせてあげたい」との思いがあり，通所リハを利用されるようになりました．

　そのため通所リハでは，誤嚥リスクを見極め対処したうえで，時期に合わせて食形態の変更を行いました．"食の在り方"への希望は個人差が大きく，Lさんは「噛んで食べたい」という強い気持ちを持ち続けていることが特徴でした．この気持ちを受け止め，できる限り話し合う機会をもち，方法を探りました．その結果，経口摂取時期を長期化することができました．

　以下に順を追って紹介します．

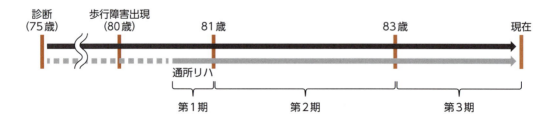

	第1期	第2期	第3期
ADL	中等度介助	移乗全介助	すべて全介助
通所施設での食事	軟飯→全粥 中間のトロミ	全粥＋ペースト食 中間のトロミ	完全ペースト食 濃いトロミ
自宅での食事 自宅でのおやつ	雑炊，すりおろし野菜 どらやき，カステラ	― 粒あん→こしあん	― おやつ禁止
コミュニケーション	音声のみ 「内容を知っていればわかる」	音声＋筆談 「時々わかる言葉がある」	50音表，Yes-No 「すべてわからない」

事例紹介

Lさん，80代前半，男性，進行性核上性麻痺（PSP）

現病歴：75歳で進行性核上性麻痺の診断．80歳より歩行障害と食事中のムセが顕著になり，入院．病院では経管栄養を勧められたが，本人の強い希望により，経口摂取にて退院．摂食嚥下リハ目的で通所リハの利用を開始．
ＡＤＬ：動作全般に中等度介助を要す．
生活状況：妻と2人暮らし
介護保険：要介護4，訪問看護（1回/w），ホームヘルパー（毎日），通所リハ（ST）（2回/w）

通所開始時ST評価

　準備期・口腔期・咽頭期のいずれにおいても機能低下が認められ，安全な経口摂取のためにはペースト食が適切でしたが，自宅では雑炊やすりおろし野菜を食べている状況でした．

　少しでも長く食べることを継続するため，食事に対する思いも聞き取り，評価しました．Lさんと妻は，病状と予後をよく理解していました．そこで「噛んで食べたい」という希望に寄り添うため，食べることのリスクも丁寧に説明しました．

　食事の初期対応後，コミュニケーションの評価も行いました．余分な会話を好まない性格でしたが，食事についての意思表示ははっきりとしており，音声言語での意思伝達が可能でした．

問題点と対応
#1　重度摂食嚥下障害
　　咽頭残留があり，ペースト食が望ましい．
　　→本人の「ちゃんと噛みたい」という思いが強く，自宅での食事を想定して軟飯の評価を行う．
　　　副食はあんかけとし，食べごたえと咽頭での通過のしやすさを確保する．
#2　発話明瞭度3（内容を知っていればわかる）
　　→音声言語の表出が継続できるように，機能リハを実施する．

通所STリハの経過

以下にリハの経過を示します．

進行性疾患では，機能低下を念頭において，状況の変化をこまめに多職種と共有していくことも重要です．

第1期（通所開始時〜81歳）

- ADL
  FIM：合計67/126点（運動38/91点，認知29/35点）
  動作全般に中等度介助を要すが，認知機能は保たれ，自己判断力もある．
- 認知機能
  MMSE：26/30点
  CBA：23/30点（意識4，感情4，注意4，記憶4，判断4，病識3）
- 食事
  軟飯は飲み込むことができず，途中で吐き出すようになったため，主食を全粥に変更．
- コミュニケーション
  発話明瞭度：3（内容を知っていればわかる）
  単語〜2語文レベルで音声言語での意思疎通が可能．
- アプローチ
  音声言語でのコミュニケーション能力の維持を目標として，短文以上の発話を中心に，音読や，ペーシング，会話の練習を実施する．

①本人の残存能力を最大限に活かしながら，機能維持を図る．

第2期（81〜83歳）

- ADL
  FIM：合計61/126点（運動33/91点，認知28/35点）
  移乗やトイレ動作など立位を介する動作が全介助レベルに低下．
- 食事
  ①形態：
  　ムセの頻度が増加し，副食をペースト食に変更．
  　主食は，本人の「食感を大切にしたい」との希望が強く，検討．厨房では粒入りペースト食の調理が困難であったため，全粥にペースト食を混ぜて対応．
  ②水分：コップをノーズカットに変更．
  ③おやつ：粒あんからこしあんに変更．
  ④姿勢：
  　PTとともに評価．頸部が安定せず緊張亢進につながっていたため，ヘッドサポート付の車椅子に変更．

●コミュニケーション

発話明瞭度：4（時々わかる言葉がある）

日常的な内容であれば，単語や「Yes-No」で意思疎通を図れることが多い．それ以上の内容は，筆談を交えて時間をかけて，本人に思いを聞き出す必要がある．

●アプローチ

発話を促し，本人の本当の思いを聞き出す．

今後も機能低下に合わせて食形態を落とし，その説明も行う．

嚥下状態を多職種で共有し，内服方法を検討し，情報発信する．

●多職種との情報共有

①全粥＋ペースト食の作成：

本人の希望に合わせて，通所リハで提供できるように，全粥にペーストを混ぜることの情報共有を行う．

②粉薬・錠剤の内服方法の統一：

粉薬や錠剤などの薬をそれだけで嚥下することが困難になったため，栄養補助食品のゼリーに絡めて内服する．

---

①徐々に低下する機能に合わせて対応する．
②本人の思いを受け止め，食形態を工夫する．
③個別性の高い対応のため，多職種で情報共有に努める．

食べるのが難しいことはわかってきたけど，それでも噛んで食べたい…．

第3期（83歳〜）

●ADL

FIM：合計52/126点（運動24/91点，認知28/35点）

座位で行える動作でも全介助となったが，食事は自分で食べたいという意思が強く，前半は自己摂取ができた．認知機能は通所開始時と大きな変化なし．

●食事

①形態：ムセが収まらなくなったため，主食もペースト食に変更．
②水分：トロミをケチャップ状に変更．
③おやつ：自宅では禁止とした．

●コミュニケーション

発話明瞭度：5（すべてわからない）

常に湿性嗄声であり，音声では意思表出困難となった．さらに上肢機能の低下のため，筆談よりも50音表の利用が増えた．

●アプローチ
喀痰・口腔ケアなど誤嚥性肺炎予防へのアプローチが主となった．

①機能低下が著しく，本人の思いに応えられる工夫ができなくなった．
②しかし，そこに至るまでできる限りやり取りを行ってきたことで，本人も納得したうえで食形態を落とすことができた．妻も納得されていた．

　ここまではやってこれたけど，もう仕方ないね．

本事例を振り返って

　本事例は，病院を退院した時点で「口から食べることはできない」と言い渡されていました．しかし，本人はそれに納得ができず，「噛んで食べたい」という強い思いで，通所リハを利用されるようになりました．

　STには，その思いに応えながら，誤嚥性肺炎を回避することが求められました．誤嚥リスクに配慮しながら，利用開始から3年かけて，少しずつ食形態を変更していきました．その都度話し合いをもち，状況を伝え，本人の気持ちを聞く機会をもちました．その結果，本人が納得できる形でペースト食へと変更でき，経口摂取期間を可能な限り長期化することができました．

　入院中は，どうしてもリスク管理が優先され，機能評価に即した食事形態の設定となることが通常ですが，生活期では，リスク管理は本人・家族に委ねられ，病院と同様のリスク管理が及ばないこともあります．また，生活期では，本人・家族の「こうしたい」と思う気持ちがより重要に扱われ，方針に大きな影響を与えます．私たちSTは，専門性を発揮して，時には厳しい現実と向き合ってもらいながらも，その人の人生に寄り添っていくことが求められます．

　途中には様々な模索を行いながら，本人・家族の意思を尊重し，その人らしく人生を全うしてもらうことを心がけた事例でした．

本事例のまとめ

- 進行性疾患による摂食嚥下障害では，徐々に低下する機能と「食べ続けたい」という本人の思いとの間で葛藤が生じる．誤嚥性肺炎のリスクに配慮しながら，本人の思いに沿った環境設定をすることが望ましい．
- 利用者の人権を尊重し，その人とSTが信頼関係を築くことにより，機能低下や食形態変更の"納得"につながる可能性がある．

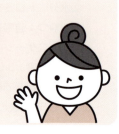

7-2 生活期における復職支援

　回復期での入院期間が短くなったことで，生活期の現場で復職支援を行う機会が増加しています．今後，生活期のスタッフは，復職支援を行う"力"を身につけていくことが求められています．
　ここでは，生活期で復職支援を行うために必要な知識を紹介します．また，後半の小事例からは，実際のリハプログラムについて考えていきます．

復職の可否にかかわる要因

　復職の可否は，基本的には，障害の種類・重症度と，運動・認知・コミュニケーション能力といった仕事に求められる能力レベルの関係性によります（図1）．例えば，片麻痺はあるが，屋外歩行自立，認知・言語機能良好の場合，デスクワークを主体とした職業には復帰できる可能性が高いですが，両手作業を必要とする職業への復帰は困難です．また，失語症はあるが，認知機能良好で，麻痺がない場合，身体作業を主体とした職業（工員，調理士など）には復帰できる可能性がありますが，会話が必要な職業への復帰は困難です．
　その他にも様々な要因が影響します（図1）．まずは障害者の復職の可否にかかわる要因を整理しておきましょう．

---

①障害の種類・重症度と仕事に求められる能力レベルの関係性

②職場の規模・安定性・考え方
　-障害のある人を雇用できるゆとりがあるか．
　-中小企業では難しいことも多い．

③職場における障害者雇用の状況（次頁の「障害者雇用促進法」を参照）
　-身体障害者手帳を取得し，障害者として復職する．
　-職場に枠があれば，復職できる可能性が高まる．

④職場での縁故の有無
　-配慮が期待できる．

図1　障害者の復職の可否にかかわる要因

復職支援のための関係法規

近年，障害者の就労を支援するための法整備が進んでいます．ここでは，「障害者雇用促進法」と「障害者総合支援法」について紹介します．

1) 障害者雇用促進法

障害者雇用促進法は，それぞれの企業に対し，障害者の積極的な雇用を求めるため，1960年に制定されました（当時「身体障害者雇用促進法」）．1976年には，障害者雇用率制度を設け，雇用の義務化を図り，2013年にも大改定，対象企業が拡がり，罰則も強化されました．

2018年4月にも変更があり，一般企業の障害者雇用率は2.2％以上（従業員45.5人以上の企業が対象）と定められ，達成できない場合は罰則金が，改善努力もない場合は企業名が公表されることになっています．

2) 障害者総合支援法

障害者総合支援法は，障害者の日常生活および社会生活を総合的に支援するため，2013年に制定されました．この中の就労支援には，就労に必要な訓練を提供する「就労移行支援」と，実際に就労する「就労継続支援」があり，就労継続支援にはA型とB型があります．

> A型：雇用契約を結び，就労の機会を提供（平均賃金6万8,000円）．
> B型：雇用契約を結ばず，通所施設での授産的就労[*1]（平均賃金1万4,000円）．

復職に至る経緯と注意点

次いで，復職に至る経緯，またその際の注意点についてみていきます．

復職に至る経緯としては，基本的には現職の休職期間に職場と調整を行いながら復職を目指すことになります．この場合，完全現職復帰，配置転換，身体障害者手帳を取得しての復帰などがあります．

また，ハローワークや復職支援機関を利用して新しい仕事を探すということも考えられます．

復職に際しての注意点としては，復職に「有利に働く点」と「不利に働く点」があることを考えなければなりません．前者は本人の体力，コミュニケーション力，明るさ，環境適応力，家族の協力，職場の理解，支援者の有無などです．後者には本人の易疲労性，柔軟性欠如，病識不十分，協力者不在などがあげられます．

必ずしも機能や能力が高いことが復職につながりやすいかというと，そうではありません．力があっても，柔軟な思考ができず，周囲の人と良い関係が築けない場合などは，結局退職になってしまうこともあります．自己評価が高く，病識が不十分な場合などには，今の待遇に納得できず，我慢できなくなってしまうことがあります．

[*1] 障害などを理由に通常の企業で働けない人のために，働く場を提供する福祉のことを，「**福祉的就労**」という．授産施設，福祉工場，作業所などでの就労があり，特に授産施設などでの就労を「**授産的就労**」という．

STにできる復職支援

では、実際に復職を検討する場合、STには何ができるのでしょうか。大きくは図2の通りですが、ここでは細かく「元の職場に復帰する場合」と「現在就労していない人に就労の提案をする場合」の2つのケースに分けて考えていきます。

1) 元の職場に復帰する場合

元の職場に復帰する場合、復職にかかわる職場との交渉は、基本的には本人や家族が進め、ソーシャルワーカーなどが加わることもありますが、STが自らかかわることはありません。ただし、言語・コミュニケーション障害をもつ場合、「コミュニケーションの取り方」あるいは「本人に可能な仕事内容」などについて職場から意見を求められたときや、本人・家族から「職場に説明してほしい」と頼まれたときには、積極的に情報を提供していきましょう。

2) 現在就労していない人に就労の提案をする場合

現在就労していない人に対しては、本人の能力や性格、家族のニーズなどを総合的に判断して、良いと思われる提案を積極的に行いましょう。就労支援事業所は現在増加しており、地域の情報をもっていることが大切です。機会があれば、見学しておくのもよいでしょう。

就労支援事業所などの援助により、ハローワークなどで就職活動を行う場合は、情報を入手し、STに行える必要な支援がないかをよく検討し、援助していかれることが望まれます。

3) その他

各地域で就労支援施設が増え、支援の状況に変化が生じています。復職の目的はもちろん収入につなげることが主ですが、特にB型支援の場合、本人にとっての生活リズムの形成、技能の獲得、やりがいの獲得、コミュニティーへの参加など、多様な目的をもつ場合があります。

「正式に就職することは難しいができることはある」「家で何もすることがなく閉じこもり傾向にある」というような状況では、積極的な活用が望まれます。STは地域の支援事業の状況を知り、リハの一環としても就労支援を計画に取り入れることができるようになる必要があります。

---

①大まかな復職のイメージをもち、本人・家族と共有する
- 復職に必要な力を想定し、可否を検討する。本人・家族の理解と納得を得る。

②具体的に必要となるスキルの練習
- スケジュール管理、メモ、書字など、具体的な方法を検討し、できるようにする。

③他職種への情報提供
- 医師、ケアマネジャーなど関係者に必要な情報を提供する。

④就職先の関係者への情報提供
- 求められた場合には、就職先の関係者に本人の能力、配慮してほしい点などを伝達する。

図2　STにできる復職支援

小事例

ここからは実際に復職につなげたり，就労支援サービスを利用した事例を紹介します．

1 就労支援サービスの利用によってさらなる機能回復を実現できた事例

事例紹介

fさん，60代，男性，脳梗塞，重度ブローカ失語（発症後8ヵ月）

経　　過：回復期リハ病院から自宅退院し，通所リハ（2回/w）と訪問ST（1回/w）を開始した．通所リハでは自分より高齢な女性が多いことが気になり，行きたがらずに休みがちであった．PTリハを受けているが，やる気が起こらず，活動量の維持が図りにくかった．

認知機能：CBA23/30点（意識4，感情4，注意4，記憶4，判断3，病識4）．日常生活に必要な記憶や判断力は概ね保たれている．

言語機能：身辺会話レベルの理解はほぼ可能だが，発話の障害は重度．自発話は「うん」「そうそう」などいくつかの常套句を認めるが，呼称はできず，単語の斉唱は一部可能．週1回の訪問STリハにより，語頭音提示で呼称できる語が出てきた．家族とは，「Yes-No」質問を用いて，ごく簡単な日常のやり取りは成立していた．

Ａ Ｄ Ｌ：中等度右片麻痺．短下肢装具を使用し，屋内歩行は自立．屋外歩行は一本杖で見守り．トイレは自立．更衣は，能力はあるが，妻に頼りがち．入浴は一部介助．

生活状況：妻，長男夫婦，孫2人との6人暮らし．妻は日中は仕事に出かけている．fさん一人で留守番をしていても，特に問題はみられなかった．

職　　業：発病までは喫茶店のマスターをしていた．

性　　格：社交的で話し好きだが，頑固な一面もあった．

問題点

通所リハを休みがちで，自宅でダラダラと過ごすことが増え，閉じこもりがちであった．要因としては，もともと社交的であったが，失語症によりコミュニケーションが不活発になったこと，一方で認知機能には大きな問題がなく，自分の状況を認識したことにより，抑うつ的傾向が現れてきたことが考えられた．

経過

定期的に通所リハに通えない状態が2ヵ月ほど続いた．自宅外での活動の機会をもつこと，参加できる場を確保することを目指し，通所リハの変更やSTリハで散歩を取り入れることを提案したが，消極的であった．

この時期，ADLが入浴以外自立しており，認知機能も比較的良好であり，気持ちさえ乗れば作業能力はあると判断し，STは就労支援事業所B型に通うことを提案した．同年代の人との出会いも期待でき，思い切っての提案であった．家族の後押しもあり，fさんは消極的ながら通い始めた．STリハは継続し，ジェスチャーや声の抑揚を用いてコミュニケー

ションにかかわった．就労支援事業所の様子を尋ねたり，愚痴を聞いたり，家族の相談に乗ったりしながら，就労支援事業所での生活を見守った．

帰結

通い始めた当初は疲労度が強く，環境にもすぐにはなじめなかったため，休んでしまうこともあった．しかし，1ヵ月後に賃金として約1万円が支払われ，それを手にしたことで，明らかに本人の姿勢に変化がみられた．ただ通うのではなく，「賃金を得るため」という動機が生まれ，積極的に通うようになった．

就労支援事業所に通い始めてから，生活における活動度にも変化がみられた．入浴を含め，屋内ADLが自立した．また，洗濯物をたたむ，簡単な調理をするなど，自ら家事を手伝ったり，家族との外出や妻との散歩などに応じることも増えた．散歩の場面では，道端に咲いている花の名前を表出するなど，呼称が向上している様子がみられた．活動や参加が拡大し，自立度も向上することで，fさんは自信を回復しているようであった．

本人からの申し出により，訪問STは終了とした．就労支援事業所は約2年間通った後，終了した．訪問ST介入終了時，CBAは28/30点（意識5，感情5，注意4，記憶5，判断4，病識5）に向上し，呼称は「トイレ」「ご飯」など高頻度語が言えるレベルにまで改善していた．

fさんは，コミュニケーション障害により，閉じこもりになりやすい状況にあったが，認知機能，失語症ともに長期的な改善が見込める事例でもあった．fさんにとっては労働の代価を得ることができることに大きな価値があり，そのことが就労支援事業所を継続する要因となった．やる気を出させるための環境を整えることの重要性が示された事例であった．

② 本人が懸念していた言語機能の改善を通して自信の回復を図り，復職へとつなげた事例

事例紹介

gさん，40代，男性，脳出血，ごく軽度の失名詞失語（発症後2.5年）

経　　過：発症から4ヵ月後，回復期リハ病院から自宅退院したが，失語症は軽度であり，退院後のSTリハは受けていなかった．復職につながらないまま自宅で過ごしていたが，周囲が感じる以上に本人は話せないと感じていることがわかり，ケアマネジャーが訪問STの利用を提案した．発症から2.5年後，STリハが開始となった．

認知機能：CBA27/30点（意識5，感情4，注意4，記憶5，判断4，病識5）．記憶や思考力は概ね保たれている．性格は慎重で，自分に自信がもてない．将来に不安を感じて戸惑っており，今後のことを考えていくためには援助が必要．

言語機能：軽度の失名詞失語を認める．語性錯語が出現することがあるが，日常会話は十分可能．まとまりよく話すことは難しかった．

Ａ Ｄ Ｌ：軽度右片麻痺．短下肢装具と1本杖で屋内外ともに歩行は自立．右上肢は，軽度の麻痺があるが，力を必要としない簡単な作業であれば使用可能．

生活状況：妻と就学中の子ども2人との4人暮らし．

職　　業：発病までは工場の1部門の主任をしていた．現在は休職中．
性　　格：もともとは明るく，社交的である．

問題点

　日常会話は可能で社交性もあるが，軽度の喚語困難を認め，まとまりのある発話を行うことができず，もともとの仕事に戻ることに対して不安が大きかった．就学中の子どもがいること，住宅ローンの返済中であることなどが心理的な負担となり，自宅ではやや抑うつ的な傾向がみられていた．

経過

　STリハでは，復職につながる高いレベルのコミュニケーション能力の獲得に向けたアプローチを行った．テレビで聞いたニュースの報告，内容の感想を述べる練習，新聞記事の要約を書く練習などを行った．訪問STを開始してから4ヵ月ほどでこれらの課題での成績が向上し，会話の冗長性が減少し，論理的な会話力にも向上がみられた．相談や訴えには経済面や家庭内の問題が多く，STは聞き役を担った．

　言語機能の向上に伴い，徐々に精神的に安定し，自信がついてきた様子であった．これが復職への転機となり，会社での面談を受けた．STは会社との交渉などにはかかわらなかったが，交渉時に話す内容の整理や話す練習を行った．

帰結

　gさんは，もともと会社からの信頼は厚く，失語症も軽度であったため，会社側の受け入れは順調であり，本人が復職を決意した後の経緯も順調で，無事に復職に至った．復職後の職務内容はデスクワークが中心であり，運動能力としては特に問題はなかったが，事前にPTが会社を訪ね，段差やトイレに手すりをつけること，休憩用のいすを用意することについてアドバイスを行った．日報を記入する必要もあったが，それは事務員にチェック方式に変えてもらうよう依頼し，対応できていた．

　復職時のCBAは29/30点（意識5，感情5，注意4，記憶5，判断5，病識5）であった．

　本事例は発症から2.5年経過していたが，言語・認知機能ともにまだ伸びしろがあり，ST介入の余地があった．STリハを通じて言語機能の回復促進と心理的援助を行うことができ，職場復帰のきっかけとなった．

③ 管理職から嘱託社員への配置転換に難色がみられたが，リハを通してそのハードルをクリアし，復職につながった事例

事例紹介

hさん，60代，男性，脳出血，記憶障害（発症後5ヵ月）

経　　過：回復期リハ病院から自宅退院し，退院から2週間後に訪問STを開始した．

認知機能：CBA23/30点（意識4，感情4，注意4，記憶3，判断4，病識4）．明らかな記憶障害が残存している．注意機能にも不十分な点がある．全般的認知機能は比較的良好で，自宅での日常生活は大きな問題なく送れている．その日の詳細な予定や約束は忘れてしまうことが多い．メモ帳やカレンダーで代償できることもあるが，たびたび見落としてしまう状況である．
言語機能：明らかな問題はなく，日常コミュニケーションは可能．
Ａ　Ｄ　Ｌ：軽度の右片麻痺があるが，屋内での日常生活に支障はない．外出は1人で自宅に戻れず，介助が必要である．
生活状況：妻と2人暮らし．娘は結婚して近くで別居している．
職　　業：商社勤務．管理職．

問題点

STは訪問リハで，PT・OTは通所リハでかかわった．介入早期に通所リハのPT・OTと連携をとった．記憶障害が最大の問題点であるが，注意障害を改善し，記憶障害に対する代償手段の獲得につなげることを共通の目標として確認した．屋外への外出の自立，考えることの易疲労性の改善に対して，リハ介入をした．

経過

STリハでは，あらかじめ散歩コースを決めたメモを渡し，別れ道や十字路に来るたびにメモを確認してもらった．徐々に近所の散歩で迷うことが減少してきた．その頃，職場の同僚に会う機会があり，本人から復職の希望が聞かれるようになった．

復職に対し，妻は不安が強く当初は反対していたが，介護保険のサービス担当者会議で主治医から「会社と相談してから決めてみてはどうか」との提案があり，会社側と相談をしてみることになった．会社からは復職の条件として，①管理職から比較的単純な作業へ嘱託社員として配置転換する，②1人で問題なく通勤できる，という内容が提示された．

管理職であったhさんは，はじめは嘱託社員としての復職に心理的な抵抗があったが，通勤練習を行う中で配置転換を受け入れる気持ちに変化していった．これが復職に至るポイントであった．通勤練習に参加した妻は，意識が変化していく夫を見て，復職に対して前向きになり，hさんを励まし支えてくれるようになった．

復職に至るまで会社と何度か交渉があり，疲労はみられたが，「だんだん考えることがはっきりしてきた」という発言が聞かれた．

復職時のCBAは25/30点（意識5，感情5，注意4，記憶3，判断4，病識4）であった．

帰結

復職を考え始めた頃は「どんな仕事でもいいから仕事に戻りたい」と言っていたが，いざ復職を考える時期には，過去の経験やプライドから，管理職でなくなることに抵抗を示した．しかし，具体的な復帰を視野に入れた練習を繰り返す中で，現実と向き合い，心理的なハードルを乗り越えることができた．復職の機会を活かすか断念するかは，最終的には本人の決断だが，少しでも復職の可能性を探し援助することは訪問STの役割であると考えられた．

7-3 生活期における介護予防

― 軽度認知機能低下（MCI）の進行を予防して生活の安定化を図った事例―

　「予防」は健康な人のみに当てはまるのではなく，生活期STで介入する何かしらの疾患・障害をすでにもった人たちにとっても重要な視点です．予後を考えるうえで，「再発予防」という観点をもった判断が求められます．目標を達成したときは，ゴールではなく，新たな「予防・対策」の検討が必要である場合が少なくありません．
　ここでは，前段で機能低下につながる要因，つまり予防すべき事項について説明し，その後事例を紹介します．事例からは，高齢者の機能障害の特徴を知り，予防に対する理解を深めていってほしいと思います．

「予防」が必要な機能低下を引き起こす要因

　高齢者の場合，気がつかないうちに機能低下が進んでいる場合があり，早期発見・早期対応が重要です．加齢による体力・認知機能の低下が起こるだけでなく，ベースにある多様な疾患・障害の影響を受ける場合もあります．孤独，閉じこもりなどからくる抑うつが機能低下を進めることもあります．さらには，貧困，栄養障害などの関連も考えられます（図1）．

　このように，高齢者の機能低下には複数の要因が関連し合うと考えられます．私たちSTは，軽度認知機能低下（MCI）の進行や，摂食嚥下障害，誤嚥性肺炎のリスクについて，予測できる力が求められます．

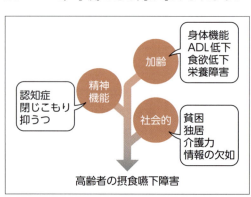

図1　高齢者の機能低下を引き起こす要因（摂食嚥下機能を例に）

本事例の特徴

　Mさんは，ADL自立で独居生活を送っていたところ，誤嚥性肺炎を発症し，入院となりました．自宅退院後，訪問STの利用を開始し，安定して食事がとれるようになり，徐々に介入頻度を減らしたところ，再び生活が乱れ，不安定な生活状況になりました．

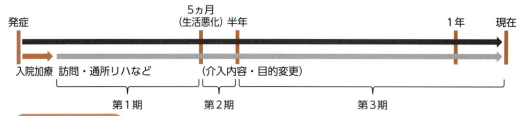

事例紹介

Mさん，80代前半，男性

既 往 歴：胃癌（胃の切除），大腸癌（ストーマあり）
現 病 歴：要支援1で介護サービスを受けながら独居生活をしていたが，ある日食欲低下などの体調不良が続き，誤嚥性肺炎で入院となった．約1ヵ月後，自宅退院したが，体重は入院前から5kg減少していた．
介護保険：区分変更し要支援2，訪問リハ（ST→PT）（1回/w），訪問看護（2回/w），ホームヘルパー（3回/w），通所リハ（PT）（2回/w）
F I M：合計106/126点（運動78/91点，認知28/35点）

訪問開始時ST評価

　退院時カンファレンスに参加し，病前生活の情報や，現状の認知およびコミュニケーション能力，食事などに関する情報収集を行いました．

> **全体所見**
> 　CBA：22/30点（意識4，感情4，注意4，記憶4，判断3，病識3）
> 　日常会話は良好．体調不良になった原因は理解されていない．今回の入院を楽観的にとらえている．
>
> **嚥下所見**
> 　反復唾液嚥下テスト（RSST）：3/30sec
> 　改訂水飲みテスト（MWST）：3（嚥下あり，呼吸良好，ムセなし，湿性嗄声あり）
> 　フードテスト（FT）：3（嚥下あり，呼吸良好，ムセなし，湿性嗄声あり，口腔内残留なし）
>
> **食事所見**
> 　全粥やペースト食を40分かけて自己摂取自立．
> 　時々湿性嗄声を認める．

問題点	長期目標
#1 嚥下筋の機能低下による誤嚥性肺炎のリスク #2 加齢と不活発な生活	1. 誤嚥性肺炎の再発予防 2. 摂食嚥下機能の向上 3. 自宅での食生活の安定化

訪問STリハの経過

以下に経過を示します．

1) 第1期（訪問開始時～3ヵ月）

本事例は，訪問ST開始前に入院していた病院のSTから情報が得られ，誤嚥性肺炎の回復後，順調に食事摂取が進んでいることが確認されました．また，初回訪問時に行ったST評価の結果から，機能的にも安定した状態であることがわかり，それらをもとに今後の目標と介入内容を決めました．

訪問開始時～1ヵ月
- 介入内容
  食形態および食事摂取状況の確認．
  ホームヘルパーに食事提供方法（形態・量）や食べ方の確認について助言．
  通所リハのPTと目標を共有し，嚥下筋に対するアプローチを依頼．

1～3ヵ月
- Mさんの様子
  自宅での食事摂取量は十分で，通所リハでの活動も順調に行う．
  状態に合わせながら食形態を変更し，3ヵ月後は入院前と変わらない食形態（軟らかい常食）になる．
- 以後の方針
  現在のサービスを利用しながら活動量を下げなければ，現条件下で食事は安全に摂取できるものと思われる．
  訪問STを減らし（1回/w→1回/m），訪問PTに切り替えていく．

3ヵ月
- Mさんの様子
  しばらく安定した状態が続いたが，訪問STを減らしてから約2ヵ月で，次のように状況が変化してきた．
  ・生活リズムが乱れる，着替えなくなる，起床時間がとても遅くなる．

- 服薬を怠る．
- 食事を摂らなくなる．

2) 第2期（4ヵ月）

　STの介入頻度を減らした後，起床時間が遅くなる，食事を抜くなど生活が不規則化し，生活自体の見直しが必要な事態となりました．この時点でそれまでの介入内容を振り返り，そもそも問題点の認識が不十分であったことに気がつきました．

　誤嚥性肺炎が起こった原因を単なる摂食嚥下機能の低下ととらえ，アプローチを行い，改善したために介入を終えようとしましたが，"真の原因"は以前からの不規則な生活，さらには他者との交流の少ない生活の中で軽度認知機能低下（MCI）が起こっていたことであると考えられました．

　そのため，再び機能低下が進まないような生活の再構築，機能低下が起こったときにすぐ発見できる仕組みを作ることが必要であると考えました（図2）．

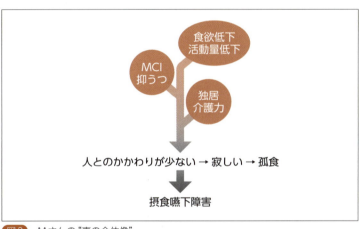

図2　Mさんの"真の全体像"

4ヵ月

- 介入目的の変更

　摂食嚥下機能向上から，MCIをもった高齢者の食生活支援に変更．
　原因と再発予防策の情報を多職種で共有し，サービス内でできる支援を提案．
　特に専門領域においては，原因究明を行い，（必要があれば）ケアマネジャーにサービス変更を助言．

- 介入内容の変更

　在宅サービス（訪問看護，ホームヘルパー，訪問リハ）を昼ごはんの時間にし，食事を定期的に食べるようにする．誰かがいることで，食べる意欲を引き出す．
　地域の傾聴ボランティアに訪問依頼をし，精神機能への働きかけを図る．

> ● サービスの変更
> 　機能回復リハ目的で利用していた通所リハを，以前からなじみのある通所介護へと変更（気心の知れた利用者がいる環境に戻す）．

3) 第3期（5ヵ月〜1年）

フォーマル・インフォーマルサービスを活用しながら，機能維持を図り，何とか自宅での独居生活を維持することができました．精神状態が落ち着き，訪問STの頻度は1回/mのままでも，活動量や食事量の安定が図れました（表1）．

高齢者の摂食嚥下障害は，加齢や活動量低下による筋力低下にとどまらず，多様な要因がかかわります．週1回の訪問STだけで対処することはできず，全体を見渡して考えることが必要で，どのように機能・生活の維持やリスク管理を図っていくのかも理解しておくことが必要になります．

表1 本事例の経過

	1ヵ月	2〜4ヵ月	生活状況の再悪化	5ヵ月〜1年
方針	十分な栄養管理 嚥下筋の機能改善 ホームヘルパーに対する食形態への助言 通所リハとの目標の共有 活動量の維持			MCIをもった高齢者の食生活支援 サービスの時間帯の調整 精神面への働きかけとして人とかかわる時間をもつようにする
サービス	訪問ST＞訪問PT 訪問看護 ホームヘルパー 通所リハ	訪問ST＜訪問PT 訪問看護 ホームヘルパー 通所リハ		通所介護（2回/w），訪問看護（1回/w），ホームヘルパー（3回/w），訪問リハ（PT）（1回/w），訪問リハ（ST）（1回/m），傾聴ボランティア（1回程度/w）
摂食嚥下機能	RSST：3/30sec MWST：3 FT：3	RSST：3/30sec MWST：4 FT：4		変化なし
食形態	粥・ソフト食	軟飯（高齢者食病前と同様）		変化なし

本事例のまとめ

- 高齢者にかかわる場合，常に「予防」の観点をもっておくことが必要である．
- 高齢者の摂食嚥下障害では，摂食嚥下機能だけに着目していても不十分である．認知機能や，心理的要因，社会的問題にも目を向け，多角的にアセスメントすることが必要である．
- 本事例は，摂食嚥下障害に介入したことで摂食嚥下能力は回復したが，生活スタイルやサービス全体の見直しをしなかったため，生活リズムの低下などの新たな問題が表面化した．
- 低下した能力が回復すればそれでいいということではなく，低下を引き起こした環境を改善することが重要である．

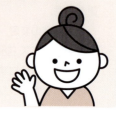

第8章

これからの生活期STの拡がり②

8-1 小児に対する訪問ST

訪問STが始まった当初，対象はほとんど成人だけでしたが，訪問STが少しずつ周知される中，現在では，小児に対する訪問STへのニーズが急速に高まってきています．訪問リハにかかわるSTは，小児の経験がない場合が少なくありませんが，これからは小児に対応できる力を身につけ，取り組んでいくことも求められるでしょう．

本章では小児に対する訪問STについて説明し，事例からは小児の領域でSTが果たせる役割について確認していきます．

小児に対する訪問STの動向

訪問STで小児のニーズが高まっている背景として，1つには個別リハへのニーズがあるといえます．特別支援学校や特別支援学級に通う障害児に対し，学校で受けられる教育以外に，個々の障害に即した個別リハを受けさせたいと思う親の高いニーズが，小児の訪問ST利用を拡大しています．

また，生まれながらに重度の障害をもつ身体障害児は，これまでは生後以降もそのまま入院生活を継続していましたが，こうした子どもたちを在宅で生活できるようにしようとする動きも加速しており，かなり早い時期に自宅退院する例が増えています．中には外出が困難で学校に通えないケースもあり，こうした子どもたちの訪問STへのニーズは極めて高いといえます．

対象年齢

対象年齢は乳幼児から就学後に至るまで様々です．

就学前の依頼内容で多いのは，「うちの子が正常発達なのか検査してほしい」「うちの子の発音（構音）を就学までに直してほしい」「寝たきりのうちの子に何かできるか，まずみてほしい」などです．

就学後は学業に関する相談が多くなり，「学校の勉強についていけなくなったのでみてほしい」「学校の先生との橋渡しになってほしい（うちの子の症状を先生に説明してほしい）」「社会生活がしっかりと送れるように，まず言葉をみてほしい（余裕があれば社会性・常識を教えてほしい）」などがあります．

対象疾患

次に、訪問STで対象となる疾患を**表1**に示します．

日本の医療技術の進歩により、出生時にトラブルが起こったとき、低体重児や超重症心身障害児状態で出生したときなどでも、的確な医療が施され、救命されるケースが増えています．在宅でも必要な医療機器（人工呼吸器、吸引器など）を揃えることができ、通院しながら在宅生活を送ることが可能となり、対象疾患が拡がっています．

表1　訪問STの対象疾患と主な介入内容

対象疾患	障害	介入内容
出生時無酸素脳症	言語障害 摂食嚥下障害 呼吸障害	コミュニケーションツールの評価・獲得 身体のリラクゼーション，関節可動域運動 　－呼吸器を使用するケースがほとんどのため、吸気を行いやすくすることを目的に行う 口腔や呼吸器官の継時的変化への対応 　－乳歯の抜け変わりへの対応、抗けいれん剤服用による歯ぐきの肥厚への対応など 摂食嚥下機能の評価・リハ
脳性麻痺	言語障害 摂食嚥下障害	コミュニケーションツールの評価・獲得 身体のリラクゼーション，関節可動域運動 口腔や呼吸器官の継時的変化への対応 摂食嚥下機能の評価・リハ（呼吸・排痰練習を含む）
筋原疾患（ミオパチー，筋ジストロフィーなど）	言語障害 摂食嚥下障害 呼吸障害	コミュニケーションツールの評価・獲得 身体のリラクゼーション，関節可動域運動 口腔や呼吸器官の継時的変化への対応 摂食嚥下機能の評価・リハ
広汎性発達遅滞	言語障害 摂食嚥下障害 （こだわりによるもの）	言語機能の評価・リハ 摂食嚥下機能の評価・リハ（主に食事指導）
その他（学習障害，構音障害など）	言語障害 （吃音を含む）	言語機能の評価・リハ（構音，学習など）

小児リハの難しさ

成人の経験しかないSTにとって、小児リハの難しさは、「発達」という視点が必要となることにあります．障害は運動機能面と認知機能面に生じますが、これらは切り離せるものではなく、連動して発達していきます．「生じている障害への機能回復リハ」と単純にとらえることはできず、常に発達全般に対する視点をもっていることが求められます．

小児リハのもう1つの特徴は、親への対応の重要性です．かかわりが難しい例もありますが、うまくかかわることにより、大きな成果を上げられることが少なくありません．

訪問STリハの提供内容

ここからは，具体的な介入方法について説明していきます．

小児のSTリハ（ハビリテーションを含む）も，成人同様，"摂食嚥下"と"言語"（発達，学習，構音，社会性など）に大きく分けられます．摂食嚥下に関しては医師の指示が必要です．どの分野においても常に親と相談しながら問題点を抽出し，目標設定を行い，成長に合ったプログラムを立案・実施していきます．

1）具体的なリハ内容

(1) 摂食嚥下リハ

摂食嚥下リハに関しては，その子の状態に合わせてリハ内容を選択し，行っていきます．

口腔内への刺激の感度が高すぎて食べ物を受けつけない，歯磨きさえすることができないといった場合は，まずは「脱感作」（最初から口腔内に触れるのは刺激が強すぎるため）を行い（図1），受け入れ態勢ができてきたら「ガムラビング」を行います（図2）．徐々に口腔内の徒手的刺激に慣れさせることで，食物の取り込みを可能にしていきます．食物の取り込みや，咽頭への送り込み，咀嚼で使う食材は，その子の好みのものから取り入れるようにします．

食事指導に関しては，形態の工夫（食事の水分量，柔らかさ，大きさ，カット方法など），取り込みの姿勢，食器の種類などをその子の状態に合わせて，親の理解度や協力度を測りながら行います．

口からの食事が困難な場合は，呼吸・排痰練習を中心に行います．背部や胸郭のリラクゼーション（呼吸の安定を図るため，背中や胸郭のリラクゼーション・ストレッチを実施し，吸気を行いやすくする），口腔器官の運動や器質的な要素の継時的変化（抗けいれん剤服用による歯ぐきの肥厚の有無や，成長に沿った変化，乳歯のぐらつきなど）のチェックを定期的に行います．

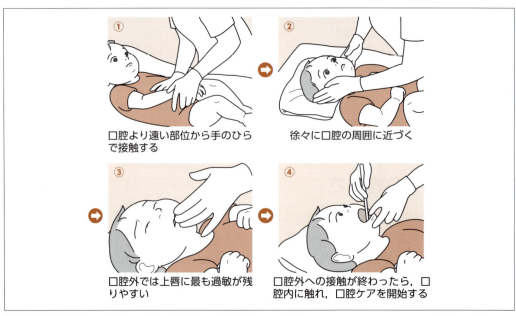

① 口腔より遠い部位から手のひらで接触する
② 徐々に口腔の周囲に近づく
③ 口腔外では上唇に最も過敏が残りやすい
④ 口腔外への接触が終わったら，口腔内に触れ，口腔ケアを開始する

図1　脱感作の手順

第8章 これからの生活期STの拡がり②

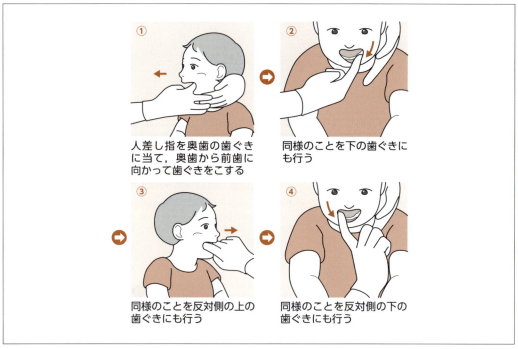

図2　ガムラビングの手順

(2) 言語リハ

評価(発達,学習,構音,社会性など)を行い,その子の強化すべき箇所に沿った教材を用意し(図3〜7),リハを行います.

その子の現在のレベルより少しだけ難しいものに取り組んでもらいます.最終問題はその子が必ず正答できるものを選択し,正解で終わることの喜び,次への意欲を引き出し,終了するようにします.ベッドサイドで行う場合は,感染予防として清潔を保ちつつ,画板やホワイトボードなどを使用し,見やすい・書きやすい位置に課題を設置します(図8).

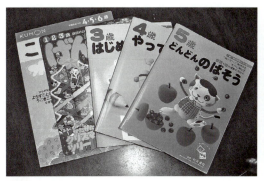

図3　市販の教材

小児の言語リハで使用する課題に,市販の教材を取り入れることで,実年齢で行う平均的な水準の課題が知れる.そのため親には,セラピストが介入しない期間の家庭での学習教材として勧めることもある

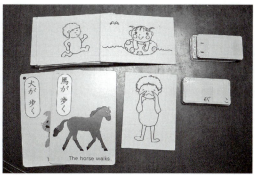

図4　自作の教材

市販の教材では表現されていないものを作成する.各科目,その子の理解を補足するような方法・内容で作成することが望ましい

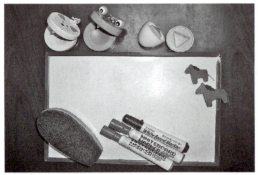

図5　100円ショップで集めた教材

はめ板の要素を含むもの，モーラ数の確認のためのカスタネット，様々な科目に使用できるホワイトボードとペン，ホワイトボードに張り付けられる磁石など，教材に使用できるものが多数販売されている

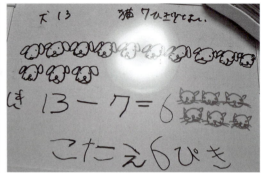

図6　ホワイトボードを利用した学習課題①

ホワイトボードは書く内容を自由に選択できるため，どの科目にも対応できる．ペンの色を変えれば重要なポイントを強調することも可能である（小学校1年生レベルの算数・応用問題）

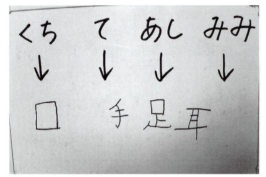

図7　ホワイトボードを利用した学習課題②

小学校1年生レベルの国語・漢字の書き取り問題

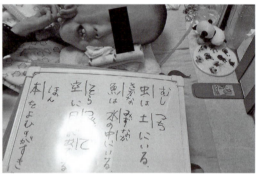

図8　ベッドサイドでのリハ

感染予防として清潔を保ちつつ，画板やホワイトボードなどを使用し，見やすい・書きやすい位置に課題を設置する

2）実際の進め方

成人と同様に，良いリハを行う条件に，主介護者との密な連携と本人の主訴がしっかりわかっていることがあげられます．ただ小児の場合は，自分の状態や今後の目標などを自らの口では表現できないため，親との情報交換が必須となります．

今後の目標を立てる際に，親の理解度を確認し，親としっかり話しておかないと，誤った独りよがりのリハになりかねません．初回評価の際に，今後の目標や子どもにどうなってほしいのかを話し合い，必ず再度確認するようにします．

この確認はとても大切です．セラピストは，リハのレールを引き，安定させる役なのですが，そのレールの色やルート変更はその都度，親と相談しながらともに決めていきます．そして，一番良い安定したレールを提供し，目標に近づけていきます．

例えば，訪問時間を1時間とした場合，子どもとかかわる時間は30分で，親へのフィードバック（今後の課題を含む）には最低30分は必要です．STとかかわらない時間での親と子どもの生活が変わらなければリハの意味はないため，親への説明に重点を置くことが多くなります．

また，親への支援で必要なポイントは，①親がその子の特徴を理解できること，②その子の支援方法を理解できること，③その子が自立していくために必要な支援を理解できること，の3点があげられ，理解を深められるようSTは支援していきます．

STだけではその子ども・家庭を支援するのにどうしても偏りが生じるため，他職種と連携すること，また居住区の公的支援を積極的に取り入れていくことも望まれます．

(1) 医療の介入が必要な場合

成人同様に，バイタルチェックをしつつ，リハを行います．人工呼吸器で呼吸を確保している場合は，モニターを常に確認しながらリハを行います．時に吸引を行う必要もあります．医療機関でのリハではないので，常に体調の変化に留意しながら行うことが重要です．

(2) 健康状態に問題がない場合

それぞれの症状や年齢，家庭環境に合わせてプログラムを立て，実施していきます．

摂食嚥下リハの場合は，「食物を食べられるようにすること」が目的なのか，「安定してこれからも食べ続けていけるようにすること」が目的なのかでリハ内容が異なっていきます．

摂食嚥下ハビリテーションの場合は，口腔内への刺激を許容できるようにすることから始めますので，ガムラビングや脱感作から行うことがあります．

リハ開始時に親にその日までの心身の状態を聞き，そのときの調子に合わせて，今興味をもっている分野の課題を積極的に取り入れながら，目的のリハを行う（気分が乗りそうもないときは若干簡単な課題を行い，自信を喪失させない）ことが望まれます．

(3) 頻度

隔週1回もしくは週1回がほとんどです．

(4) 目標設定

実年齢でできることと本人とを比較し，現状を把握しつつ，目標を親と決めていきます．

(5) 注意点

注意点としては，頭ごなしに「できない」とは言わないことです．可能性が少しでもあれば，親の協力の下，一度は目標を設定して取り組むべきです．行う過程で方向転換と目標の再設定を親と相談しながら進めることが大切です．

▶ 訪問ST以外に障害児が受けられるサービス

一般的には保健所や地域療育センターなどで障害の有無がわかりますが，成長とともに判明することもあり，その場合はその成長段階で利用できる医療・福祉サービスを受けていくことになります．また，児童期での相談は軽度発達障害の場合が多く，その際，主治医が不在というケースも多くみられます．そのため，その地域で発達を専門にしている医師の情報や連携のとれるネットワークが必要です（**表2**）．

また，設置数は少ないですが，放課後等デイサービスといった障害児を一時預かる機関もあり，発達障害の子どもを支援する環境は拡がっています．各事業所のサービス内容について情報をもっておくことが重要です．

さらに，インフォーマルサービスとして，地域の習い事（スイミングや私塾など）の中で，少し手がかかる子どもであっても受け入れてくれるところもあり，それらの情報も役立ちます．

表2 障害児が受けられるサービス（時期別）

時期	サービス
乳幼児期～就学まで	保健所（乳幼児健康診査，保健師によるアドバイス） 地域療育センター（障害が疑われる・障害児の診療・療育・評価，相談受付，巡回訪問） 児童相談所（児童福祉の総合窓口，療育手帳の判定，支援機関への架け橋） 民間療育教室
就学後	民間療育教室 特別支援学校 特別支援学級 自立支援医療制度

▶ 訪問STのもう1つの役割—教育機関との橋渡し

　小児に対する訪問STの重要な役割として，リハの実施，情報提供以外に，教育機関との調整役もあります．自宅，教育機関，リハが共通の認識をもち，同じ目標に向かって対応できるように，親と教育機関の橋渡し役を担うことがあります．

　親は教育機関に意見を伝えにくく，情報交換が十分に行えていないケースは少なくありません．状況が整えば，STが教育機関の現場に出向いて，状況を確認したり，話し合いの機会をもったりすることもあります．こうした連携は，まだ十分な状況とはいえませんが，今後STがこのような役割を果たしていくことの期待は高いといえます．

▶ 親と良好な関係を築くために

　小児リハにおける親の重要性は非常に高く，サービス提供者が親と良い関係を築き，親が子どもと良いかかわりができることが，リハの成功に直結するといっても過言ではありません．しかし，親の理解・価値観・能力は多様であり，良い関係を築くことが難しいケースも少なくありません．特に，サービスの目的が共有できていないと，サービス提供者への不信につながってしまうことがあります．

　必要な事項についてしっかりと話し合い，気持ちを理解できるように傾聴しながらも，何ができるのか，何を得るべきなのかを合意できるように努めましょう．

まとめ

- 主訴を親に確認し，明確にする．
- 主訴と初回評価結果をもとに短期・長期目標を設定し，必ず親と共通認識をもつ．
- 子どもの反応や理解度に合わせて，臨機応変に課題や方針を変更し，その都度，親に確認する．
- STだけがその子を支えるのには限度があるため，成長過程において，必要な専門機関へ橋渡しをすることも重要である．

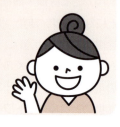

8-2 小児に対する訪問STでの介入例
―親を支援し,連携して,コミュニケーションの拡大と学習を進めた事例―

> ここでは,重度障害を呈しながらも在宅生活が開始となり,STの援助が重要であった事例を紹介します.長期的にかかわることができ,発達を含めた障害像の変化を追うことができました.各時期におけるかかわり方とともに,以下に示します.

本事例の特徴

本事例は,ミオチュブラーミオパチー[*1]という先天性の筋原疾患による重度運動機能障害を呈し,生後4年にわたって入院生活を送りました.4歳1ヵ月で在宅生活を開始した時点では,ADL全介助,コミュニケーション未確立の状態であり,その後,現在に至るまでの12年間にわたって訪問STが継続して関与しました.

その間,運動機能障害は重度のまま推移し,ADLも全介助のままですが,精神機能の発達がみられ,コミュニケーションには大きな変化がみられました.それぞれの段階では,以下の目的・アプローチでリハに取り組みました.

	4歳	5歳	6歳	7~9歳	10~12歳	13~15歳	16歳~
目的	第1期:言語獲得			第2期:文の理解・表出		第3期:文での会話	今後:獲得した言語の活用
アプローチ	・コミュニケーションを楽しむ(玩具など)	・「Yes-No」の明確化 ・単語の獲得	・単語を自ら表現する	・語彙の拡大 ・学習(算数)	・2語文(文章表現) ・学習	・長文の会話の成立 ・構音のタイミングを合わせた発語	・言語活動の拡大(絵本を描く)
コミュニケーション方法	指文字			音声言語(単語)		音声言語(文章)	
活動		ゲーム		・映画 ・絵を描く ・ゲーム		・ゲーム ・絵を描く ・英語	・中学レベルの学習
親の支援・役割	本人の可能性を知る 本人が可能なコミュニケーション方法を支援する			学習支援		教育機関との調整	

> **事例紹介**
>
> Nくん，4歳1ヵ月，ミオチュブラーミオパチー[*1]（良性）
>
> 生育歴：出生時から病院で生活し，4歳1ヵ月で自宅退院．
> 全身状態：気管切開され，人工呼吸器使用．
> 身体機能：上下肢の筋力低下が著しい．上肢はティッシュペーパーを引き出したり，ソフトビニール製の玩具をつかんだりすることができる程度．下肢は指を動かせる程度．
> 食　　事：栄養摂取は胃瘻から実施．唾液処理が困難で吸引回数が多い．病院からの申し送りによると，今後の経口摂取の見通しは厳しい．
> ＡＤＬ：全介助
> 生活状況：父，母，兄（就学児）の4人暮らし
> 親の主訴：「在宅生活に不安がある．」「息子と何らかのコミュニケーションをとりたい．」「息子に今何が必要なのかを教えてほしい．」
> 介入のきっかけ：訪問歯科受診への帯同の依頼

訪問開始時ST評価

以下に，訪問開始時ST評価の結果を示します．なお，経口摂取については，病院からの申し送り，唾液嚥下困難の状況，観察所見から，アプローチしない方針としました．

> **全体所見**
> 意識は清明．表情変化は比較的豊富．人の動きは追視できる．人の顔は覚えているようである．こちらの話してることは単純な内容であれば理解できている様子である．絵や玩具を用いてやり取り可能だが，固執する傾向あり．次の課題に移行するのを嫌がったり，本人の意図と異なると泣き出したりすることがある．実年齢よりも幼い印象はあるが，総合して知的レベルの著しい低下はないと推測された．
>
> **言語・コミュニケーション所見**
> 人工呼吸器使用のため，音声での表出は不可．
> 指を用いて文字を示そうとするが，誤りが多く，実用的でない．
> 単純な「Yes-No」質問に答えられることはあるが，明らかな誤りもみられる．
>
> **家族の問題点**
> 本人の状況を正しく理解できていない．
> 在宅で受けられるサービスの情報を病院から説明された最低限のものしかもっていない．
> 在宅生活のイメージをもてずにいる．

[*1] ミオチュブラーミオパチー（myotubular myopathy）：比較的良性の経過をたどる常染色体優性遺伝（劣性遺伝もある）と，乳児期から重篤な症状を呈するX連鎖劣性遺伝が知られている．胎児期の筋である筋管細胞（myotube）に形態が似ているため，この名が与えられた．新生児期より呼吸困難，哺乳力低下があり，人工換気・経管栄養を必要とする．細長く，表情のない顔をしていて，高口蓋を認める．手足の動きはほとんどみられない．手・足関節の拘縮，先天性股関節脱臼をしばしば認め，腱反射は消失している．心臓は侵されないため，呼吸管理をしっかりすれば，長期の生存は期待できる[1,2]．

> **問題点**
> #1 家族とのコミュニケーション未確立
> #2 本人に備わっている能力を引き出せていない

> **長期目標**
> 1. 意思伝達方法の確立
> 2. 就学レベルの言語の獲得
>
> **短期目標**
> 1. 「Yes-No」の表出手段の獲得
> 2. 簡単な単語レベルの聴理解の向上
> 3. 家族の理解力の向上

訪問STリハの経過

ここからは，12年という長期間にわたるかかわりの中で，各時期における成長に合わせたアプローチと生活の拡大の経過を，3期に分けて示します．

第1期：就学前（言語獲得）

この時期のかかわりの中で，記憶や注意などの認知機能には大きな低下はないと判断しました．これまで十分に本人の感情や興味を引き出す働きかけが行われてこなかったので，まずはその点を考慮してかかわりました．表情，身振り，記号，文字，音声など，それぞれの段階で使用できる手段を駆使し，コミュニケーション方法の拡大を図りました．幸いなことに，発声が可能になったため，言語獲得がさらに重要な目標となりました．発達を促進し，言語によるコミュニケーションの成立を目指しました．

- **リハの目的**
  ①関係性の構築，②「Yes-No」など単純な意思表出手段の確立，③言語の導入
- **リハの内容，経過**

 (1) 4歳
 単純な玩具を用いて思いっきり遊ばせた．非常に喜び，興奮しすぎることがあった．気に入った遊びがあると「もう1回やってほしい」と人差し指を立ててSTにせがむ様子がみられた．

 (2) 5歳
 指文字を用いて「Yes-No」を明確に答えることを求めた．市販の絵カードを用いた理解課題を遊びの要素をもたせながら実施した．理解課題の途中で，STが故意に間違え，本人に訂正させることなどを行った．

 (3) 6歳〜就学
 気管切開部の肉芽形成が進み，呼気が口腔に送られ，ささやき声が出るようになったが，気管切開閉鎖はできなかった．声量は乏しく，発話明瞭度に低下はみられたが，口腔器官に明らかな障害はなく，音声言語の表出が可能になっていった（発話例：「これなぁに？」など）．語彙が増え，簡単な会話ができるようになった．また，依然，重度筋力低下を認めたが，ホワイトボードにペンを用いての書字動作が可能になり，文字の獲得が進んでいった．

- ●本人の興味
  動物（特に犬と猫）や単純な仕組みの玩具から，映像，ゲームへと興味が移っていった．絵を見ることから，自分で字や絵を描くことに興味が移っていった．歯科医師や看護師など家族以外の人に自ら話しかけるようになった（内容は限定的）．
- ●親の状況
  「良いことは何でもしたい」という漠然とした要望から，玩具の選び方，文字の獲得の方法，ゲーム機の選定や置き場所など，具体的な質問が増えてきた．
- ●この頃利用していたサービス
  訪問歯科，訪問看護（身体管理・入浴など），訪問リハ（ST）

第2期：小学生（コミュニケーション拡大・学習促進）

低学年時からこだわりが強い傾向があり，同年代と比較して幼さが感じられました．学校に通うことは困難であったため，週3回訪問学級の授業を受けました．ADL全介助，食事は胃瘻という状態に変化はなく，外出の頻度は年2回の郊外活動にストレッチャーで参加する程度で，基本的にベッド上の生活でした．しかし，音声言語によるコミュニケーション手段を獲得し，知識・語彙・思考に大幅な拡大がみられ，発達が促進されました．

- ●リハの目的
  ①コミュニケーション内容の高度化，②学力の向上
- ●リハの内容，経過
  (1) 1～3年生
  単語の語彙数増加を目指した．数の概念，単純な加算・減算，画数の少ない漢字や数字などの簡単な書字を実施した．
  (2) 4～6年生
  2語文の表出が可能になり，語彙も拡大したことから，表出できる情報量や表現が拡大していった．九九の暗記，漢字検定試験10級合格を達成した．わからないことがあると「何？」「何で？」と質問するなど，知的好奇心や学習意欲は高かった．英語に興味をもち，アルファベットの練習を開始した．一方で，できないことがあると，悔しくて泣いてしまう場面がみられた．
- ●本人の興味
  動物（珍しい種類に精通し，非常に詳しくなっていった）
  映画（特にディズニー作品）
  テレビゲーム
- ●この頃利用していたサービス
  訪問学級，訪問歯科，訪問看護（身体管理・入浴など），訪問リハ（OT・ST）

訪問学級の教員と意見交換を行った．教員が教科書通りに学習を進めようとしてうまくいかなかったため，本人の興味のあるものやコミュニケーション方法についてアドバイスを行った．
- 親の状況

学力向上への関心が高く，「この分野を学ばせるにはどうすれば良いか？」など学習に関する質問が増加した．

第3期：中学生（コミュニケーション拡大・学習促進）

学習意欲があり，年次が上がるにつれて，知識の拡大が進んでいきました．親，学校，STが一丸となって，発達の促進に取り組んでいきました．ADLや外出状況には大きな変化はありませんでしたが，描画や英語などに興味が拡がっていきました．人格的な幼さは残り，抽象的思考の困難さは明らかになっていきました．

- リハの目的
  ①長文でより抽象的な理解・表出の獲得，②知識の拡大，③思考力・社会性の向上
- リハの内容，経過
  (1) 中学校入学時
  長文で表出できるようになり，日常的なやり取りが拡がった（発話例：「先生は言ったけど，ぼくは頑張ったんだよ！」）．国語や算数などの文章問題が解ける，書ける漢字が増えるなど，数年の遅れはあるが，知識学習を進めることができた．英単語を覚えることに強い興味をもち，挨拶語や単語を日常的に発していた．理解力が深まり，大人の会話に参加するようになったが，状況の理解や抽象的思考は困難であった．
- 本人の興味
  引き続き英語への興味が続いた．興味のある対象については，固執的に高い関心を示した．
- この頃利用していたサービス
  訪問学級，訪問歯科，訪問看護（身体管理・入浴など），訪問リハ（ST），訪問マッサージ
- 親の状況
  子どもの学習の進み具合に高い関心をもっていた．学校の授業の進め方に要望がある場合は，直接担任に伝えるなど，親として自立していく様子がみられた．子どもが知的に遅れていることを理解しながらも，現在知識を拡げていることに価値を置き，「できることは何でもしたい」と考えている様子であった．

今後予測される課題

本事例は，高校生になった頃から構音の状態が低下し，文で話しにくくなりました．学習に対する意欲は継続しており，知識の拡大は可能ですが，発達の遅れが残存していくこ

とが見込まれています．

今後のかかわりには，「高校卒業後に備えること」が求められると考えています．機能回復や成長がみられなくなった後，STリハは終了するのか・継続するのか，継続するとしたら何を目標にするのかなどの点について，親あるいは本人と話し合っていくことが必要であると考えています．

本事例を振り返って

出生時のトラブルや先天的疾患により重度の障害を負い，そのまま病院・施設での生活となっていた子どもが，在宅生活を開始する事例が増えてきており，本事例はまさにその一例でした．

親は，「わが子と一緒に暮らしたい」と思う気持ちとともに，大きな不安や戸惑いももっていました．介入初期は，まずはその思いに寄り添い，不安軽減や子育ての希望と喜びを共有することが，STの大きな役割でした．

本事例は，気管切開による発声不能，重度身体障害による生活範囲やコミュニケーション機会の狭小化により，自宅退院した4歳時点で十分に発達できていない状況でした．本人の興味・関心に合わせ，丁寧に関係を築きながら精神的発達を促し，絵カードを用いて語彙の拡大を図っていきましたが，可能になった発声を利用し，言語によるコミュニケーションを獲得できたことで，交流範囲を拡げることができました．年齢に比し遅れはあるものの，社会性の向上を促すことにもつながり，STの専門的介入の効果があったということができます．

重度の身体障害を有していること，総合的に発達障害があることから，これ以降の能力拡大には限界があり，むしろ状態の悪化などが懸念され，今後はこれまでとは異なる目標設定が求められます．本人や家族が生きている価値を感じられ，QOL向上につながる，活動・参加の視点からの目標設定が，一層求められてきます．

本事例のまとめ

- 重度心身障害児のリハにおいて，STは食事・コミュニケーションを軸に介入していくが，常に発達の視点をもっている必要がある．
- 発達過程において，コミュニケーション手段をもつことは極めて重要であり，その子にとって可能なコミュニケーション手段を模索していく必要がある．
- 発達過程であっても，全般的認知機能を把握していくことは重要であり，その状態によって，獲得できるコミュニケーション手段や語彙・知識の量が異なる．
- 小児リハにおいて親の存在は大きく，ニーズの把握，不安への対応，喜びの共有などを進めることにより，本人へのリハはより効果的なものとなる．
- STだけでできることには限界があるため，将来を見据え，家族や地域とのかかわりも視野に入れながら，進めていくことが求められる．

参考文献

1) 一般社団法人日本筋ジストロフィー協会HP：https://www.jmda.or.jp/
2) 森川昭廣監：標準小児科学 第7版，p683，医学書院，2009．

第9章

今後に向けて

9-1

変わろう！回復期！！
―退院後に回復の継続が見込まれた摂食嚥下障害事例―

> 　地域での安定した生活を支えていくのは，訪問・通所などを中心とした生活期の役割ですが，そこに至るまでの期間を担う急性期・回復期にも，発症以降の治療とリハを担当し，生活期へと橋渡しをしていくという重要な役割があります．特に回復期には，現在多数のSTが配置されていますが，経験の少ないスタッフの比率が高く，十分に生活期を見通したかかわりができているとはいえない状況にあります．
> 　ここでは，回復期の役割と現状をとらえ，生活期リハを充実させていくための，回復期に従事するSTが果たすべき役割について考えていきます．

各病期の役割

　少子高齢化の進行に伴い，医療費の増大が国家的課題となっていたわが国では，2000年にこの問題の解決策として，介護保険制度（1-1「社会情勢とST」参照）と回復期リハ病棟制度がスタートしました．これまであまり明確にされてこなかった「病期」が明確になり，「急性期」「回復期」「生活期」のそれぞれの役割がはっきりと示されました（表1）．

表1　各病期の役割

病期	役割
急性期	障害評価と予後予測を行い，必要があればリハを実施する． 短期間で自宅退院を援助，あるいは転機先へつないでいく．
回復期	集中したリハを提供する． 機能・能力の回復を促進し，早期のADL自立を図る． 自宅退院に向けた援助を行い，在宅復帰につなげる．
生活（維持）期	家庭や地域における生活を支援する． 生活安定・維持・発展を支え，家族支援を行う． 生活の質向上を目指す．廃用・終末期へ対応し，看取りも行う．

回復期のSTの仕事

回復期リハ病棟は，制度発足以来，発症早期の医療度の高い患者を1日も早く急性期から受け入れ，集中したリハの実施によりADLを拡大し，より短期間で在宅に復帰させることに取り組み，ADLの向上と在宅復帰の実現について，一定の効果を上げることができたと評価されました．今後は一層の質の向上と入院期間の短縮が求められていくことになります．

その中でSTは，従来個室で専門領域の評価・アプローチを行うことが主たる仕事でしたが，病棟での摂食嚥下・コミュニケーションリハへの参加や他職種とのチーム連携が強く求められるようになりました．回復期リハ病棟においてSTに求められる役割を次に3つ示します．

1. 発症早期の患者の食事・コミュニケーションにかかわる機能障害の回復を促進し，ADLの拡大を目指す．
2. 退院時の機能・能力を予測し，家族指導を含む退院準備を進めていく．
3. 退院時，長期的な見通しをもち，退院後にかかわる医療・介護スタッフに対し必要な情報を提供していく．

実際には，この3つはとても難しく，十分とはいえない状況にあります．養成校で専門領域の評価やアプローチは学びますが，2と3ができるようになるには経験が必要で，はじめはイメージがつかなくて当然です．しかし，退院準備を進め，生活期と連携を図っていくためには，これらの理解が必要になります．

患者の回復期退院後の状況

回復期リハ病棟から自宅退院した患者は，年齢，障害の種類・重症度，合併症や健康状態，家族を含む環境などにより，長期的見通しが大きく異なります．

基本的によく見かける退院後の例を図1に示します．

退院後の推移をイメージできることにより，必要なサービスに優先順位をつけ，自信をもってサービス調整を行うことができます．また，長期的な見通しをもって退院後のアドバイスを行うことは，患者の心構えや希望を引き出すことにもつながります．

---

①改善が継続する
- 若年，初発例で，発症時は重度であったが，長期的に回復が継続する場合など．
- 退院後に認知機能やADLが明らかに向上する例は少なくない．

②状態が維持される
- 比較的良好なレベルまで改善し自宅退院となった場合や，障害は重度であっても，健康で，家族の援助が期待できる場合など．
- 機能は維持され，生活面では外出や行動範囲などに拡大がみられることもある．

③状態が低下する
- 高齢，重症，あるいは合併症がある場合などでは，機能・能力の低下が進む例もある．

図1　回復期退院後にみられる患者の変化

"生活期がわかる"回復期のSTになるためには？

「回復期のSTは入院中のことしかわからない」「自宅に帰ってから何が起こっているのか知らない」という声をよく聞きます．生活期を経験したことがない人にとっては難しいことですが，様々な機会から，退院後の情報は得ることができます．退院した人に会う機会などを効率の良い学びの機会として，生活期の様子を知りましょう．自らが立てた予測を真摯に振り返ることが重要です．

入院中のかかわりでは，狭い生活範囲の中でものごとを考えてしまいがちですが，広い視野で考える時間をもちましょう．以下，"生活期がわかる"回復期のSTになるための3つの心得を示します．難しくても，考え，身につけていきましょう．

1) 患者を全人的にとらえられる

常に，患者の全体像をイメージできる力を身につけましょう．年齢，合併症，運動機能障害，高次脳機能障害をとらえ，現在のADLを把握すること，また職歴，教育歴，家族歴，性格，趣味などの個人因子を含め，これまでの生活を推定したうえで，退院時の生活を思い描くことができるようになりましょう．

2) 退院まで，そして退院後の予後予測ができる

予後予測には2つのレベルがあります．1つは，STの専門領域である摂食嚥下障害，失語症，高次脳機能障害，つまり食事とコミュニケーションの予後を予測できるようになることです．同時に，運動機能を含めたADLや生活の予後についても，予測できるようになりましょう．家族の負担，長期的な在宅生活の見通しが立てられるようになることを目指していきましょう．

3) 退院直後のソフトランディング，機能回復の継続に責任をもつ

「自宅退院を果たせば，それで回復期の仕事はおしまい」という時代・状況ではなくなってきています．退院後の生活がうまくスタートできて初めて，役割を果たしたことになることを心得ておきましょう．また，入院期間が短くなっていることから，回復が継続しているうちに退院となることも増えています．その後の回復が妨げられることがないように，サービス調整などに積極的にかかわっていくことも，大切な仕事になります．

本事例の特徴

ここからは，十分な状態に改善する以前に回復期リハ病院から自宅退院となった事例を紹介します．

Oさんは，高齢のワレンベルグ症候群の患者でしたが，認知機能は比較的良好な状態にまで改善し，"自分で食べる"ことに強い希望をもっていました．明らかな摂食嚥下障害を呈していましたが，早期の自宅退院を希望しており，退院後のリハの重要性が高いケースでした．

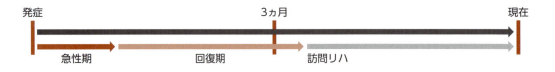

発症　　急性期　　回復期　　3ヵ月　　訪問リハ　　現在

事例紹介

○さん，80代，男性，多発性脳梗塞

現病歴：発症後，嘔吐・歩行障害あり．1ヵ月後，回復期リハ病院に転院．
生活状況：独居．造園業．高齢だが現役で仕事を続けており，仕事が生きがいであった．
性　　格：職人気質で義理堅く，頑固．
キーパーソン：近隣に住む高齢の妹
本人の希望：早期自宅退院，復職

▶ 回復期入院時ST評価

入院時の○さんは，全体的にぼんやりとしていましたが，認知機能に重度の低下はありませんでした．身体の運動機能は軽症で，歩行車にて歩行ができ，ADLは見守りで可能でした．

しかし，延髄を含めた多発性脳梗塞による咽頭期障害を認め，構音の明瞭度は低く，経口摂取困難の状態でした．

> **全体所見**
> MMSE：27/30点
> CBA：20/30点（意識4，感情4，注意3，記憶3，判断3，病識3）
> 自己の状態への理解は大まかであり，不正確であいまい
> 軽度の構音障害があるが，日常コミュニケーションは可能
>
> **嚥下所見**
> ワレンベルグ症候群（咽頭期重度障害）
> 反復唾液嚥下テスト（RSST）：0回/30sec，唾液処理困難
> 嚥下反射惹起不全，喉頭挙上範囲低下，食道入口部開大不全
>
> **ADL所見**
> 運動機能：軽度左片麻痺，左側運動失調
> FIM：合計91/126点（運動63/91点，認知28/35点）
> 歩行車にて病棟内移動，食事以外は見守りで可能，食事は3食経管栄養

▶ 問題点抽出・目標設定

○さんはワレンベルグ症候群による摂食嚥下障害と判断しましたが，嚥下反射が出現し始めており，嚥下に関する指示に従うこともできたため，時間はかかるものの摂食嚥下機能の回復が見込め，「3食自己摂取」を目標としました．一方，食形態と食事方法について丁寧に段階を追って検討を進めていく必要があり，入院期間は4ヵ月を想定しました．

問題点	長期目標
#1　重度摂食嚥下障害 #2　体力低下 #3　ADL要介助	1. 安全に3食自己摂取 2. 栄養・体力の管理 3. 誤嚥性肺炎予防 4. 在宅復帰 **短期目標** 1. 嚥下反射惹起率の向上 2. 唾液嚥下の獲得 3. 直接訓練の開始

回復期の経過

回復期リハ病院入院から2ヵ月間の経過を**表2**に示します．

Oさんは，認知機能および運動機能は早期に回復し，食事を除くADLは1ヵ月で自立に至りました．摂食嚥下機能も順調に回復しましたが，入院2ヵ月時はまだ，食形態と食事方法に注意が必要な状態でした．そこで担当チームは，Oさんに長期的な回復の可能性があり，今後2ヵ月の入院で「軟飯軟菜食の自己摂取」を達成して，在宅復帰につなげることを目標と考えました．

しかし本人は，継続していた仕事に戻ることをあきらめきれず，「今すぐにでも自宅に帰りたい」と強く希望したため，退院時期については平行線となりました．

Oさんは当初，退院後のサービス利用について「必要ない」と言っていましたが，「退院を早めるのであれば退院後のサービス利用が必要である」と説明すると，理解を示したため，退院後にSTリハを継続することを条件に早期退院を認めることになりました．この結果，入院2.5ヵ月で自宅退院となりました．

表2　回復期でのOさんの経過

	ADL	摂食嚥下	本人の内省
入院時	歩行車歩行で病棟ADL見守り	嚥下反射減弱．VFでもトロミ茶2ccで喉頭侵入・誤嚥あり．直接訓練は困難と判断し，間接訓練を継続 (DSS2).	浮遊感あり．自己の状態をよく理解できない．今後の自分の回復に悲観的．
1ヵ月	歩行車歩行で病棟ADL自立	VFにて，条件付(体幹角度30°，体幹左側傾，頸部右回旋，顎引き，スライスゼリー)全介助で，直接訓練を開始 (DSS3).	ADLが自立し，経口摂取が開始され，自分の状態に改善を感じ，明るくなる．
2ヵ月	軽度の失調が残存したが，フリーハンドにて，病棟内歩行自立．屋外歩行は見守りで可能．家事動作はギリギリ自立．	条件を体幹角度50°，顎引き，ペースト4ccに変更．昼のみ1/2量でのペースト食を開始 (DSS3)．本人の希望で途中から自己摂取へ変更．	摂食嚥下・移動能力について，一層の改善を感じ，自宅退院への希望が強まる．復職に対して，強い希望があり，早期退院を強く要望する．

回復期退院時ST評価

○さんの強い希望で2.5ヵ月で自宅退院を迎えました．

○さんの認知機能低下は中等度から軽度に改善し，屋内ADLは自立，屋外歩行は見守り，家事動作は単純なものであれば可能と判断されました．

> **全体所見**
> MMSE：28/30点
> CBA：23/30点（意識4，感情4，注意3，記憶4，判断4，病識4）
> 自分の状態について概ね理解しており，代償手段を考えることもできるが，完全ではない
>
> **嚥下所見**
> ワレンベルグ症候群（咽頭期障害が中等度に残存）
> 反復唾液嚥下テスト（RSST）：2回/30sec
> 喉頭挙上範囲低下，食道入口部開大不全
> ペースト食，1口量の制限が必要
>
> **ADL所見**
> 運動機能：左片麻痺はほぼ改善，左側運動失調はごく軽度に残存
> FIM：合計117/126点（運動86/91点，認知31/35点）
> 屋内は自立，屋外は交通量の少ない平坦な道であれば移動可能

回復期から生活期へ

本事例は，運動機能には失調が残存しましたが軽症で，ADLは概ね自立となったため，1人暮らしが可能と判断されました．しかし，①食形態と食事方法（一口量，ペースなどに気をつけながら食べること）に課題を残し，専門家によるフォローアップが必要であること，②生活への対応力を評価し，安定した在宅生活の開始を支援する必要があること，一方で③摂食嚥下機能の改善が期待される状態であることから，訪問サービスが必要であり，それはSTを中心として組まれることになりました．

退院後のSTリハは，①摂食嚥下機能が回復途上であり，可能な限り回復期入院中のリハを継続して行うことが望ましい，②独居での食事がまだリスクの高い状態であり，「毎回の食事を安全に行えるようサポートしていく必要がある」，という点を考慮して進める必要がありました．幸い，法人内の訪問看護ステーションのSTが担当することになり，密な連携を図ることが可能でした．

訪問担当STは退院前に病院を訪れ，回復期担当STと3人で話し合い，本人に安心感を与えました．退院後の問題を事前に共有し，初回訪問から効率良くかかわるための準備を行いました．回復期担当STは，期間限定で退院後訪問に同行し，自宅復帰へのソフトランディングリハにかかわりました．

退院後訪問と今後の方針

1) 初回訪問時のOさんの様子

退院2日後に初回訪問を行いました．

この日は，生活状況の聞き取り調査を行いましたが，調理はあまり行っておらず，コンビニでお弁当を買う，外食をするといった生活をしていました．

食形態については，退院時に指導した形態より難易度が高い形態のものを摂取していましたが，1食を1時間かけて摂取するなど，慎重に時間をかけて食べている様子が見受けられ，自分なりに能力に合わせた工夫をしていることがわかりました．

入院中は，危険予測はできていると判断していましたが，鍋を空焚きしそうになる場面がみられるなど，十分にできているとはいえない状況でした．

これらのことから，高齢者の在宅復帰に際しては，運動・認知機能低下が残存した状態で生活がスタートするため，入院中の能力が発揮できない可能性を見込むことの重要性が感じられました．

本事例は，本人，回復期担当ST，訪問担当STが合同で話し合いの機会をもちました．そのことで，訪問担当STに入院中の細かい様子まで情報提供をすることができ，退院後の生活で起こりうる問題を予測できていた点は大きなメリットでした．

2) 今後の方針

本人の希望に沿いながらも，やってはいけないことを明確にし，摂食嚥下機能の向上・安定化を図っていくことを目標としました．在宅生活を危険なく送れるよう，アドバイス・援助を継続していくことが重要であると考えました．

本事例を振り返って

本事例は，病前，高齢でありながら自立して生活しており，頑固で意志が固い人でした．障害に回復の兆しがみえてからは一貫して自宅退院と復職を強く望み，中等度の摂食嚥下障害が残存しながらも自宅退院となったケースでした．

運動・認知機能の状態から，在宅サービスを取り入れることで1人暮らしは可能と判断し，本人の希望に沿った退院を迎えることになりました．退院後のリスク回避のため，回復期担当STと訪問担当STの連携は必須でした．

回復期に従事するSTは，機能・能力の推移とともに本人の環境・希望を把握し，常に柔軟に状況変化に対応しながらも，どうすることがもっとも良い結果につながるのか，考えていくことが求められます．

本事例のまとめ

- 回復期リハ病棟は人員が多く，多数の若いセラピストが勤務している．
- 回復期は，急性期からの早期の受け入れ，生活期への橋渡しを求められているが，十分とはいえない．
- 事例の特徴や問題点を的確にとらえ，早期からの退院準備，また生活期との連携を深めることが必要である．

9-2 地域に出よう！地域と連携しよう！！

連携とは

「連携がうまくいかない」「良い連携がとれた」など，「連携」という言葉は，現場で毎日たくさん聞かれます．これまでより情報収集がうまくいったのでしょうか？STの意図がケアマネジャーにうまく伝わったのでしょうか？

「連携」について辞書を引くと，①目的の共有，②連絡，③協力が含まれていることがわかります．地域でSTに求められる様々なニーズに対し，STだけで行う評価やリハの提供だけでは，そのニーズを満たすことはできません．STは，それぞれの地域で働く多職種と連携して，患者を支援するネットワークの一員になることが必要です．

地域で立てる目標

地域では，機能障害が同程度であったとしても，その人の生活環境により目標の立て方が大きく変わります．

例えば，認知・言語障害がある人に，「自分の体調を伝えることができる」という目標を立てたとします．

入院中であれば，特に自分から訴えなくても定期的な検温があり，体調悪化に気づいてもらえます．また気づいてもらえなかったとしても，担当看護師に不調であるということを伝えることさえできれば，解熱剤が準備されたり点滴を受けたりなどの処置をしてもらえます．

しかし在宅生活では，不調に気づいて体温を測り，発熱していると自分で判断し，受診するのか，常備薬を飲んで寝るのか，予定をキャンセルする連絡を入れるのか，不調に対応してくれる支援者を呼ぶのか，無理して出かけて対応してもらうのかなどを自分で決めなくてはいけません．どの段階まで自分で行い，どこから支援が必要になるのかは，その人の生活環境に大きく左右されるため，家族を含む地域の支援者からの情報が欠かせません．また，その人が暮らす地域によっても，実現できる支援と実現できない支援があるのが実情です．

STは，患者の運動機能・認知機能における問題が暮らしにどのような影響を与えるのかについて評価を行います．そのうえで，問題点があるということを指摘するだけでな

く，生活を改善したり問題を回避したりするアプローチについて，しっかりと地域の支援者と話し合い，連携して取り組む必要があります．

連携のかたち

「連携」には，大まかに「たての連携」と「よこの連携」があります．

1) たての連携

急性期から回復期や訪問リハにつなげるなど病院や事業所といった組織を越えた切れ目のないサービス（言語聴覚療法）の提供，地域連携パスを利用した情報共有システムなどが代表的です．

2) よこの連携

多職種が時間的に同時期にかかわります．いわゆる「多職種連携」のことをいいます．介入をする際にはチームワークが求められます．

代表的なチームの形について紹介します．病院では多くの専門職がそれぞれの領域で専門性を発揮することで患者のニーズに応えます（Multi-disciplinary Team．図1）．地域での多様なニーズに対し，限られた支援者で応えていくためには，専門職や支援者が役割を補い合いながらニーズを満たせるよう協力することが必要です（Trans-disciplinary Team．図2）．

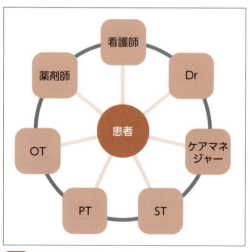

図1　Multi-disciplinary Team

図2　Trans-disciplinary Team

実際の支援は，たての連携とよこの連携を織り交ぜながら組み立てられます．病院に勤務するSTと通所介護施設との連携について，水分摂取を例にとって考えてみましょう．

①STから水分摂取の注意点について記載された患者サマリーを介護施設に送っている（たて↓の連携）．
②STが介護施設では誰が食事に関する担当者なのかを知っている（たて↓の連携）．
③STが介護施設に出向き，水分摂取について助言している（たて↓＋よこ→の連携）．

④介護施設から場面によってパフォーマンスが違うという評価のフィードバックをもらうなど，相互に情報を発信し助言し合っている（たて↕の連携/たて↕＋よこ↔の連携/よこ↔の連携）．

①から④へと進むにつれ，強い連携ができていると考えられます．連携が深まるほど，患者は，安心のおける環境で安全に水分摂取ができ，快適に日常を過ごすことができます．

会議に参加する

地域では，医療関係者に限らず，介護・障害など様々なサービス事業者や地域の人たちがそれぞれの役割と考え方で患者と家族の支援をしています．

支援の目的を共有するためには会議の開催が必要です．STもその会議に参加し，地域の様々な価値観に揉まれることで，STの評価が生活のどこに役に立つのか，コミュニケーションの工夫は意思決定にどれほど役に立つのかなどがわかってきます．何より地域の支援者にとって，顔が見えない専門職は，対等に話し合って連携を深めていく対象にはなりません．積極的に会議に参加し，発言することが必要です．会議では，評価の結果を伝えるだけでなく，障害の生活への影響と予後予測について，話せると良いでしょう．

また，経口摂取が困難になったときにどうするかなど，すぐに答えを出せないことについて，地域の支援者と一緒に悩んでいくことも必要です．

地域でSTが参加することのある会議の例をいくつか紹介します．

1) サービス担当者会議

介護保険サービスが提供される際，ケアマネジャー，サービス提供事業者と利用者で会議を行います．自立支援に資するサービスの提供が強く求められるようになっています．

2) リハビリテーション会議

リハビリテーションマネジメントを行う際にリハビリテーション事業者が主催します．医師を含めたリハビリテーションサービスにかかわる事業者と利用者が参加します．

3) 地域ケア会議

地域包括支援センターが主催し，自立支援のためのケアプランに助言したり，地域の課題について，医療・介護・福祉関係者に限らず，地域住民も一緒に意見を出し合います．

家族も支える

患者の家族は，キーパーソンや主介護者の役割を担い，専門職と一緒に患者を支えるチームの一員です．

ですが，例えば片麻痺と失語症のある夫と同居する妻は，身体的介助に加え忍耐強いコミュニケーションパートナーの役割が期待され，さらに保険請求やサービス契約などの事務手続き，意思決定の代理や家計の管理など，様々な負担を強いられます．家族に介護者としての役割だけを求めてしまうと，その生活は長く続けられません．

STは，患者と家族の力で実現でき，続けられる暮らしを常に想像し，多くの人たちと連携して，支援していかなければいけません．

強みを活かして

　私たち専門職は，患者ができない活動を「問題点」として探してしまう傾向があります．ですが，できない活動だけに注目され続けたならば，患者は日々の暮らしに自信をもって生きていくことができません．「何かあったら困るから」と過剰なサービスを組んで，本当は患者ができることを支援者がやってしまうこともあります．

　患者が自信を取り戻すためには，できるだけ患者の意思決定が尊重された生活を送れるように支援します．患者はそれぞれにストレングス（強み）をもっています．問題点を探すのではなく，その人の個人の性格，才能・技能，環境，願望などから強みを探して活かしていくことが必要です（図3）．また患者はいつまでも支援される対象ではありません．患者と家族と地域の力で課題を解決できるようなエンパワメント（図4）の視点も重要です．

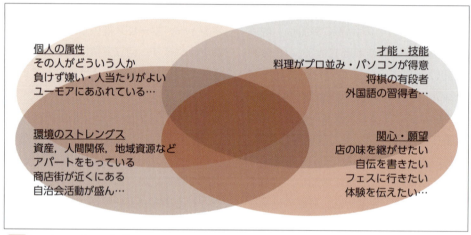

図3　ストレングスモデル[1]

おわりに

　地域で患者と家族がその人らしく，生き生きと暮らすためには，かかわる人たちが目標と課題を共有し連携することが必須です．STは，評価と予後予測を地域の人たちにわかりやすく伝える言葉と方法を身につけなければなりません．地域を知り，会議に出て，目標の共有を繰り返すことで，連携は深まるのではないでしょうか．まず地域に出ましょう．

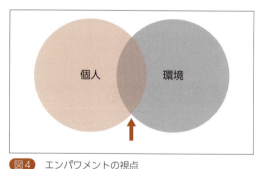

図4　エンパワメントの視点
　個人因子と環境因子が重なり合う面積（●）が増えるとより個人の能力が発揮される

参考文献
1) チャールズ・A・ラップ，リチャード・J・ゴスチャ（著），田中英樹（監訳）：ストレングスモデル―リカバリー志向の精神保健福祉サービス，第3版，金剛出版，2014．

あとがき

　私自身，言語聴覚士（以下，ST）として訪問に出るようになって，10年近くになります．この間，楽しいことも辛いこともありましたが，一番感じるのは，現場では教科書通りにはいかないということです．利用者のご自宅ではその時々で判断を求められることもあります．例えば，「最近ムセが増えてきました」と言われたときに，その訪問の中で，リスクを軽減するための一定の答えを用意しなければなりません．そしてそれを口頭で伝えれば良いのか，紙に残すのか，同時に他の在宅サービスに伝えるべきかを，その場で決めて行動する必要があります．実践力や直観力，つまり"現場で何とかする力"が必要であると感じています．これから地域を担っていく若いSTに，心からこのことを伝えたく，本書では取り組みました．

　本書に取り組んで気づいたことは，在宅という極めてパーソナルな場面で行うSTリハを，論理的にわかりやすくまとめることの難しさでした．必要な評価を行い，視点を整理していくことの重要性を，本書を読んでいただいたSTと共有できればと考えています．編集・執筆陣一同，生活期STリハをいかにわかりやすくまとめるか，試行錯誤しながら議論を積み重ねました．本書を作り上げていくことは，「生活期STリハをいかに表し，いかに伝えるか」の実験のようでした．各章に分かれた様々なテーマごとに議論を重ね，何を伝えることが経験の少ないSTのプラスになるのかを考えながら，執筆を進めました．本書が若いSTの実となっていくと同時に新たな議論の出発点となることを望んでいます．

　今回，本書を作り上げるにあたってコアとなったメンバーには，愛知県の病院や生活期で働くSTが集まりました．本書の構想を練られた森田 秋子先生から，私に共同編集者にと依頼がきました．そのとき，愛知県言語聴覚士会会長に就いていた私が，縁があり，互いに認め合ったSTに声をかけ，執筆チームができ上がりました．きっとこうした状況は愛知県だけのことではないと思います．学会や研修会を通して，様々な地域の生活期STに出会う機会がありますが，今どこの地域でも生活期STが力をつけ始めています．皆さんの地域でもきっと素晴らしい生活期STとの縁があることと思います．周囲の生活期STにまだ出会えていない方は，本書を手に取ったこの機会に，視野を広げ，行動を開始してみてはいかがでしょうか．誰かとともに手を携えることで，見えることもできることも拡がっていくかもしれません．

2018年6月

医療法人桂名会 訪問看護ステーションリハピネス
中橋 聖一

【編者略歴】

もりた あきこ
森田秋子

1982年	早稲田大学教育学部卒業
1983年	国立身体障害者リハビリテーションセンター学院修了
1984年	医療法人慈誠会 徳丸病院（～2002年）
2000年	筑波大学大学院教育研究科（修士課程）修了
2003年	国際医療福祉大学言語聴覚学科 講師
2006年	国際医療福祉大学言語聴覚学科 准教授
2009年	医療法人社団輝生会 初台リハビリテーション病院・船橋市立リハビリテーション病院 ST部門チーフ，教育研修部長，本部ST部門統括
2014年	医療法人珪山会 鵜飼リハビリテーション病院 リハビリテーション部長（現在に至る）

なかはしせいいち
中橋聖一

1996年	聖徳学園岐阜教育大学（現 岐阜聖徳学園大学）外国語学部日本語学科卒業
1997年	聖徳学園岐阜教育大学（現 岐阜聖徳学園大学）外国語学部研究生修了
1999年	日本聴能言語福祉学院聴能言語学科修了
1999年	医療法人陽和会 春日井リハビリテーション病院
2008年	医療法人メディフォー 介護老人保健施設メディケア栄（通所リハ兼務）
2012年	株式会社gene 訪問看護ステーション仁 春日井（通所介護兼務）
2015年	株式会社栖のき 訪問看護ステーションゆめの葉
2015年	愛知県言語聴覚士会 会長（～現在）
2017年	医療法人桂名会 訪問看護ステーションリハピネス（現在に至る）

現場が伝える
言語聴覚士の生活期リハビリテーション　　ISBN978-4-263-26564-2

2018年6月25日　第1版第1刷発行

　　　編集　森　田　秋　子
　　　　　　中　橋　聖　一
　　　発行者　白　石　泰　夫
　　　発行所　医歯薬出版株式会社
〒113-8612　東京都文京区本駒込1-7-10
TEL.（03）5395-7628（編集）・7616（販売）
FAX.（03）5395-7609（編集）・8563（販売）
https://www.ishiyaku.co.jp/
郵便振替番号 00190-5-13816

乱丁，落丁の際はお取り替えいたします．　　印刷・真興社／製本・愛千製本所
© Ishiyaku Publishers, Inc., 2018.　Printed in Japan

本書の複製権・翻訳権・翻案権・上映権・譲渡権・貸与権・公衆送信権（送信可能化権を含む）・口述権は，医歯薬出版（株）が保有します．
本書を無断で複製する行為（コピー，スキャン，デジタルデータ化など）は，「私的使用のための複製」などの著作権法上の限られた例外を除き禁じられています．また私的使用に該当する場合であっても，請負業者等の第三者に依頼し上記の行為を行うことは違法となります．

JCOPY ＜（社）出版者著作権管理機構 委託出版物＞
本書をコピーやスキャン等により複製される場合は，そのつど事前に（社）出版者著作権管理機構（電話03-3513-6969，FAX 03-3513-6979，e-mail:info@jcopy.or.jp）の許諾を得てください．